# EU NÃO CONSIGO EMAGRECER

## ATENÇÃO

As orientações para emagrecimento contidas neste livro não devem ser seguidas sem acompanhamento médico, assim como as sugestões apresentadas pelo autor para substituição de alimentos precisam ser discutidas com um profissional competente da área da saúde, para avaliar a conveniência da sua adoção.

DOUTOR PIERRE DUKAN

# EU NÃO CONSIGO EMAGRECER

## A verdadeira dieta francesa

***Uma solução em quatro etapas para emagrecer de modo duradouro***

***Tradução***
Lise Aron

Ediouro

Título original
*Je ne sais pas maigrir*



*Capa*
Ana Dobón

*Preparação de texto*
Gisele Maria Pereira Porto

*Revisão técnica*
Carla Avesani

*Revisão*
Ruy Cintra Paiva
Rita Sorrocha

*Produção editorial*
S4 Editorial

DADOS INTERNACIONAIS DE CATALOGAÇÃO NA PUBLICAÇÃO (CIP)
(CÂMARA BRASILEIRA DO LIVRO, SP, BRASIL)

---

Dukan, Pierre
Eu não consigo emagrecer : a verdadeira dieta francesa : uma solução em quatro etapas para emagrecer de modo duradouro / Pierre Dukan ; tradução Lise Aron. — São Paulo : Ediouro, 2008.

Título original: Je ne sais pas maigrir.
Bibliografia.
ISBN 978-85-00-02297-5
1. Dietas para emagrecer 2. Emagrecimento 3. Obesidade 4. Saúde – Promoção I. Título.

08-00265 CDD 613.25

---

Índices para catálogo sistemático:
1. Emagrecimento : Regimes : Promoção da saúde 613.25

Ediouro

Rua Nova Jerusalém, 345 – Bonsucesso
Rio de Janeiro, RJ – CEP 21042-235
Tel.: (21) 3882-8200 Fax: (21) 3882-8212/8313
www.ediouro.com.br

Para Sacha e Maya,<br>
para Maya e Sacha,<br>
meus dois filhos,<br>
pela segunda vida que me deram<br>
em troca da que eu lhes dei.

Para Christine, minha mulher,<br>
sem a qual essa troca nem<br>
mesmo poderia ser imaginada.

Para Sylvia e Maurice,<br>
que se expressam ainda pela minha voz.

# Sumário

# Prefácio

## Um encontro decisivo ou o homem que só gostava de carne

Meu primeiro encontro com a obesidade ocorreu quando, ainda um jovem médico, eu exercia a medicina em Montparnasse e me especializava em neurologia em Garches, em uma unidade lotada de crianças paraplégicas.

Nessa época, havia entre meus pacientes um editor obeso, jovial, extremamente culto e que sofria de crises de asma, das quais muitas vezes o ajudei a sair. Um dia, ele veio me ver e, após se instalar confortavelmente em uma poltrona que gemia sob o seu peso, disse-me: "Doutor, sempre fiquei satisfeito com seus tratamentos, tenho confiança no senhor e hoje vim vê-lo para que me faça emagrecer".

Naquele tempo, tudo o que eu sabia sobre nutrição e obesidade era o que aprendera na faculdade, e isso se resumia a propor dietas hipocalóricas, minirrefeições parecidas com as refeições normais, mas as porções liliputianas provocavam o riso ou a fuga dos obesos, adeptos da boa vida, da boa comida e horrorizados diante da idéia de ter de controlar o que lhes proporcionava prazer.

Recusei, gaguejando, e expliquei, a bem da verdade, que não conhecia as sutilezas desta ciência.

"De que ciência o senhor está falando? Vi todos os especialistas em Paris, todos os inibidores de apetite que estão na praça. Sozinho, perdi mais de 300 quilos desde minha adolescência e engordei tudo de novo. Devo confessar que nunca fui motivado de fato, e minha mulher involuntariamente também contribui para isso, pois continua a me amar, apesar dos meus quilos. Mas, hoje, só de levantar os olhos fico ofegante, não encontro roupas que possa vestir e, devo dizer, começo a temer pela minha vida." E, para terminar, acrescentou esta frase que desviou bruscamente o curso da minha vida profissional: "Dê-me a dieta que quiser, suprima todos os alimentos que desejar, tudo, menos carne vermelha, pois gosto demais de carne vermelha".

Sem refletir e também para satisfazer seu pedido, lembro-me de ter respondido sem hesitar: "Bem, já que o senhor gosta tanto de carne, venha amanhã cedo em jejum se pesar na minha balança e depois, durante cinco dias, coma apenas carne vermelha. Entretanto, evite as carnes gordurosas, como a de porco, carneiro, costeletas e cortes mais gordurosos. Grelhe tudo, beba o mais que puder e volte daqui a cinco dias, em jejum, para se pesar novamente".

"Está bem. Trato feito."

Após cinco dias, ele voltou. Perdera aproximadamente 5 quilos. Eu não podia acreditar, e ele tampouco. Fiquei um pouco preocupado, mas ele estava exultante, mais jovial que de hábito, falando do bem-estar que sentia, do ronco que desaparecera e, sem levar em conta minhas hesitações, declarou: "Vou continuar. Sinto-me no ápice. Funciona e gosto muito".

E lá se foi ele para mais cinco dias de consumo de carne vermelha, tendo prometido fazer um exame de sangue e de urina.

Quando voltou, perdera mais 2 quilos e, exultante, mostrou os resultados do exame de sangue que apontavam doses perfeitamente normais, nada de muito açúcar, colesterol ou ácido úrico.

Entrementes, fui até a biblioteca da faculdade de medicina, onde tratei de aprofundar meus conhecimentos sobre as características nutricionais das carnes vermelhas e ampliar meu interesse sobre a grande família das proteínas — das quais as carnes são o mais prestigioso exemplar.

Assim, quando ele voltou, cinco dias depois, sempre em boa forma e tendo perdido mais um quilo e meio, pedi que acrescentasse peixes e frutos do mar, o que ele aceitou alegremente, pois começava a enjoar das carnes vermelhas.

Vinte dias haviam transcorrido desde o início da dieta e a balança indicava que ele emagrecera 10 quilos. Fez um exame de sangue cujo resultado foi tão tranqüilizador quanto o primeiro. Decidi apostar tudo e acrescentei as últimas categorias de proteínas que possuía, pedindo que ingerisse leite e seus derivados, frango, ovos e, para aplacar minhas dúvidas, que aumentasse o consumo de líquidos e bebesse três litros de água por dia.

Ele acabou cedendo e aceitou acrescentar legumes, cuja falta tão prolongada eu já começava a temer. Voltou cinco dias mais tarde sem ter emagrecido um grama sequer. Isso serviu de argumento para pedir a volta de sua dieta favorita e o consumo de todas as proteínas que tanto apreciava, principalmente devido à ausência total de limitações. Aceitei, com a condição de alternar esse regime com cinco dias de incorporação de verduras, alegando possível risco de carência de vitaminas. Ele não acreditava nesse risco, mas aceitou, pois seu trânsito intestinal tornara-se preguiçoso devido à insuficiência de fibras.

E foi assim que nasceu minha dieta de alternância de proteínas, bem como meu interesse pela obesidade e por todas as formas de sobrepeso, que se tornaram o eixo de meus estudos e da minha vida profissional.

Utilizei pacientemente essa dieta, melhorando-a sem parar, lapidando-a para transformá-la na dieta mais adaptada à psicologia tão singular dos obesos e no método mais eficaz de emagrecimento composto unicamente de alimentos.

Entretanto, com o passar do tempo, constatei amargamente que as dietas de emagrecimento, por mais eficazes e bem conduzidas que fossem, não resistiam ao tempo, e, por não conseguirem se estabilizar de fato, seus resultados desapareciam, de maneira lenta e gradual, ou, pior ainda, com uma retomada maciça do peso, geralmente decorrente de falta de estabilidade afetiva, do estresse, de decepções ou de outras insatisfações.

E foi para enfrentar essa guerra perdida de antemão pela grande maioria dos que emagrecem que concebi uma dieta de consolidação do peso perdido, uma espécie de trincheira defensiva contra as retomadas precoces, as retomadas parciais de peso que provocam o desânimo seguido de comportamentos de desprezo por si mesmo e, por fim, do abandono total da dieta e da retomada do peso. Concebi esse patamar de proteção, encarregado de reintroduzir por meio de etapas os elementos básicos de uma alimentação aceitável, a fim de controlar a revanche violenta de um organismo desprovido de suas reservas. E, para controlar o tempo dessa revolta e tornar essa transição aceitável, regulamentei a duração dessa dieta por um período bem preciso, proporcional à perda de peso e fácil de calcular: dez dias por quilo perdido.

Mas aí também, passado o momento da vitória da consolidação, o retorno progressivo dos velhos hábitos, as mudanças no metabolismo e principalmente a inevitável necessidade de compensar as preocupações e as frustrações em alimentos gordurosos, doces e em grande quantidade acabaram por vencer esse bastião defensivo.

Por fim, fui obrigado a tomar uma medida difícil de ser aceita, uma regra de caráter "definitivo", entrave inaceitável que todos os gordos, pletóricos, grandes e pequenos obesos ou aqueles com sobrepeso execram e recusam *a priori*, pois é para sempre e causa aversão aos impulsivos devido ao horror que sentem diante do cerceamento. Inaceitável, mas não se a regra a ser obedecida pelo resto da vida garantir real estabilidade de peso e for restrita apenas a um dia da semana, em que a pessoa seja obrigada a seguir determinada dieta. Um dia predeterminado, que não pode ser trocado por outro, cuja dieta não pode ser negociada, mas que seja eficaz quanto aos resultados.

Só então alcancei a terra prometida, o sucesso verdadeiro e definitivo construído sobre um conjunto de quatro dietas sucessivas e de intensidade decrescente, que o tempo e a experiência me levaram a ligar entre si e, assim, formar um percurso regrado e fortificado, impedindo qualquer escapada. Uma dieta de ataque breve, severa mas eficaz, seguida por uma entrecortada, alternando períodos de restrição com pausas, sustentada por um patamar de consolidação cuja duração é proporcional ao peso perdido. Finalmente, para estabilizar para sempre esse peso conquistado a duras penas, uma medida pontual e eficaz: um dia por semana de redenção alimentar manterá o resto da semana em equilíbrio, com a condição de segui-la para sempre, à risca, pelo resto da vida.

Obtive finalmente meus primeiros resultados duradouros. Não tinha apenas um peixe a oferecer, mas o ensinamento da pesca, um plano global que permitia ao obeso se tornar autônomo, emagrecer depressa e conservar o peso.

Demorei vinte anos para moldar para um público restrito esse belo instrumento, um plano formado por quatro dietas articuladas que hoje pretendo apresentar, sob forma de livro, a um público mais amplo.

Esse plano é dirigido a todos que tentaram de tudo, que emagreceram muitas vezes — inúmeras vezes — e que procuram em primeiro lugar a certeza de que em troca de um esforço sem falha, mas limitado no tempo, poderão primeiro emagrecer e depois conservar o fruto desse esforço e viver bem com o corpo que desejam e ao qual têm direito. Assim, foi para eles que escrevi este livro, e espero que a solução que lhes proponho seja útil.

Mas é àqueles que sempre convenci através da palavra e das instruções diretas ditadas, àqueles que me transformaram em um médico realizado, meus pacientes em carne e osso, jovens e idosos, homens e mulheres, e especialmente para o primeiro dentre eles, meu editor obeso, que dedico esta obra e este método.

# Nascimento da dieta em quatro tempos

## O Plano Protal

Passaram-se 25 anos desde o encontro decisivo com o obeso que mudou o curso da minha vida. Desde então, dedico-me à nutrição e ajudo os mais e os menos obesos a emagrecer e a estabilizar seu peso.

Como todos os meus colegas médicos, formei-me na escola bem cartesiana e francesa da medida e do equilíbrio, da contagem das calorias e das dietas hipocalóricas, nas quais tudo é permitido, mas em quantidades moderadas.

Desde o primeiro momento, essa bela construção teórica, baseada na louca esperança de ser possível desprogramar o obeso e seus exageros alimentares e transformá-lo em um funcionário escrupuloso da contagem das calorias, ruiu. O que sei e pratico hoje aprendi e desenvolvi graças ao contato direto e cotidiano com seres de carne e osso, homens, mas principalmente mulheres sedentas de desejos orais e com compulsão alimentar.

Compreendi rapidamente que um obeso não era obeso por acaso, que sua gulodice e desenvoltura aparente diante do alimento camuflavam uma necessidade de se gratificar comendo, e que essa necessidade era tão imperiosa que ele ficava ligado a circuitos de sobrevivência arcaicos e viscerais.

Logo, ficou evidente que não se podia fazer um obeso emagrecer por um período duradouro dando-lhe apenas conselhos, ainda que fundamentados no bom senso ou em argumentos científicos, duas situações em que o sujeito não tem escolha a não ser obedecer ou se esquivar.

> *O que um obeso decidido a obedecer deseja, o que ele espera de um terapeuta ou de um método, é evitar ter de enfrentar sozinho a punição infligida a todo ser que se opõe voluntariamente a um comportamento de sobrevivência.*

Portanto, o que ele procura é uma vontade exterior à sua, um líder que ande na sua frente e dite as regras, sempre as regras, pois o que mais detesta no mundo e simplesmente não sabe fazer é decidir sozinho o dia, a hora e os meios de sua privação.

O obeso confessa sem qualquer vergonha — por que teria? — sua fraqueza ou mesmo certa imaturidade no controle de seu peso. Conheci todo tipo de obeso ou de obesa, das mais diferentes origens sociais, pessoas simples ou importantes, formadores de opinião, banqueiros ou mesmo políticos, seres inteligentes, brilhantes e até eminentes, mas todos quando se sentavam diante de mim descreviam a si mesmos como surpreendentemente fracos diante do alimento, utilizando-o a contragosto, como crianças gulosas.

Com certeza, a maioria deles construiu no reduto da primeira infância uma linha de fuga fácil em direção ao alimento, no qual descarregam o excesso de tensão, os desgostos, o estresse. Nenhum receituário racional, lógico ou responsável resiste, ao menos não por muito tempo, à pressão dessa defesa arcaica.

Reforçando minha convicção, vi desfilar durante meus trinta anos de clínica todas as dietas que foram assunto da mídia e que marcaram época. Contei mais de 210 desde o início dos anos 1950. Algumas delas, apoiadas e popularizadas por livros, tornaram-se *best-sellers* mundiais, com tiragens de milhões de exemplares. Foi o caso da dieta de Atkins, da Scarsdale, da Montignac, do método dos Vigilantes do Peso, todos modelos do gênero que me fizeram compreender a que ponto o obeso acolhe de braços abertos essas obras com regras, inclusive o regime draconiano, absurdo e até perigoso da Clínica Mayo, famosa clínica americana, verdadeira inépcia nutricional com sua vintena de ovos semanais, mas que, trinta anos após ser criada, continua a circular sob um manto, apesar das condenações unânimes de todos os nutricionistas do mundo.

A análise dessas dietas e os motivos de seu sucesso, a prática e a escuta cotidiana dos obesos, a observação do poder de sua determinação em certos momentos de sua vida e a extrema facilidade com que se desencorajavam diante da ausência de resultados rápidos e proporcionais aos seus esforços me convenceram de que:

> *O obeso que deseja emagrecer precisa de uma dieta que deslanche logo e traga os primeiros resultados suficientemente rápido a fim de reforçar e manter sua motivação; também necessita de metas objetivas a ser atingidas, determinadas por uma pessoa que dite as regras, com a instauração de etapas pelas quais possa avaliar seus esforços, comparando-os aos desempenhos esperados.*

A maioria dos regimes espetaculares que cintilaram no passado recente possuía esse efeito rápido e fornecia os resultados prometidos. Infelizmente, as regras, os caminhos a seguir, as etapas fornecidas deixavam de ser cumpridos com o fim da leitura da obra, e o obeso que emagrecera se via novamente a sós com suas tentações e, as mesmas causas tendo os mesmos efeitos, o ciclo se repetia.

Todas essas dietas, mesmo as mais originais e criativas durante a fase de ataque, revelavam-se extremamente pobres, uma vez atingida a meta, e abandonavam seus adeptos com eternos conselhos de bom senso, moderação e equilíbrio que o ex-obeso nunca teria meios de seguir.

Nenhuma dessas dietas famosas conseguiu encontrar um meio de aplicar, no período que se segue ao emagrecimento, o acompanhamento e o estabelecimento de regras precisas, simples e eficazes.

O obeso que emagreceu e se sente vitorioso sabe instintivamente que não tem o poder de conservar sozinho e sem restrições o fruto de seu esforço. Sabe também que, entregue a si mesmo, retomará o peso, primeiro devagar e cada vez mais rápido, com o mesmo extremismo que lhe permitiu emagrecer.

A pessoa com sobrepeso que emagreceu seguindo um método tem, portanto, necessidade de conservar uma lembrança dessa presença simbólica ou dessa mão estendida que a acompanhou e guiou durante o período de emagrecimento. Uma regra bastante simples, pontual, eficaz, pouco frustrante a ser seguida pelo resto da vida.

Insatisfeito com a maioria dos grandes regimes em voga, que se restringem a uma vitória brilhante, mas sem futuro, e consciente da ineficácia das dietas hipocalóricas e das recomendações sensatas, que conservam, apesar de todos os reveses, a esperança de transformar o consumista inveterado numa pessoa regrada, decidi moldar minha própria dieta emagrecedora: o regime da alternância de proteínas, que é o tema desta obra e que anos de prática me autorizam a considerar a mais eficaz e a mais bem tolerada de todas as dietas alimentares atuais.

A alternância de proteínas que engloba todo o período de emagrecimento é formada por um dueto de dietas que funciona como um motor de dois tempos, no qual uma fase de dieta de proteínas puras, regime de ataque e de conquista por excelência, é imediatamente seguida de outra, simétrica, de proteínas associadas a verduras, tempo de recuperação que permite ao corpo digerir sua perda de peso.

Razões práticas levaram-me a encurtar o nome dessa dieta de alternância de proteínas, e assim, unindo o "prot" de proteínas ao "al" de alternância, surgiu *Protal*, nome de guerra perfeito.

Com o passar do tempo, levando em consideração a extrema facilidade dos meus pacientes em relaxar após atingir o objetivo, e a reincidir na ausência de regras e de um esquema rígido, esse regime transformou-se progressivamente em um plano global de emagrecimento.

Esse plano respeita a psicologia peculiar do obeso e integra as condições indispensáveis ao sucesso de todo o processo de emagrecimento que acabamos de examinar e que resumo abaixo:

O Plano Protal oferece ao obeso que tenta emagrecer uma rede de regras precisas, um escalonamento de etapas e objetivos que não dão lugar a nenhuma interpretação alternativa ou transgressão.

Afora o jejum e o regime de porções de proteína em pó, o Protal é, de todas as dietas com alimentos naturais que experimentei, a que hoje apresenta o melhor desempenho. A perda de peso inicial obtida é suficientemente grande e rápida para lançar as bases da dieta e reforçar a motivação.

O Protal é uma dieta de poucas privações porque dispensa pesar os alimentos e contar as calorias, além de permitir uma liberdade total sobre certo número de alimentos comuns.

O Protal não é apenas uma dieta, mas um plano de emagrecimento global, e deve ser aceito ou recusado como um todo indissociável. É composto de quatro etapas sucessivas.

## Protal I

A primeira fase é a de ataque, com a "dieta de proteínas puras", que permite um deslanchar relâmpago, praticamente tão rápido quanto o jejum ou a dieta de proteínas em pó, mas sem os seus inconvenientes.

## Protal II

É um período intermediário, mantido com a "dieta de alternância de proteínas", que permite atingir sem interrupção e sem pausas o peso determinado/escolhido.

## Protal III

É uma dieta de consolidação do peso obtido, destinada a prevenir o fenômeno de recaída que ocorre sempre que há uma perda rápida do peso, uma vez que o corpo tende a retomar o peso perdido com muita facilidade, período de grande vulnerabilidade cuja duração é de precisamente dez dias para cada quilo perdido.

## Protal IV

Enfim e principalmente, uma estabilização definitiva repousa em uma medida de segurança simples, pouco limitada e indispensável para conservar a perda de peso: um dia fixo por semana de dieta Protal, que deverá ser seguido toda quinta-feira pelo resto da vida, representando sem dúvida uma regra rígida e não negociável, mas suficientemente eficaz e pontual para ser aceita por um tempo tão longo.

# Teoria do Plano Protal

Antes de entrar nos detalhes desse plano, de explicar seu funcionamento e as razões de sua eficácia, parece-me ser necessário apresentá-lo sucintamente na totalidade, bem como na sua estrutura de quatro etapas, e esclarecer a quem se dirige e quais são suas eventuais contra-indicações.

O Protal não se contenta em ser a dieta de emagrecimento mais segura e de melhor desempenho de todas as que existem atualmente. É um plano mais ambicioso, um sistema de regras desdobradas em quatro etapas, e de severidade decrescente, que conduz quem tem excesso de peso desde o primeiro dia de dieta, fazendo com que nunca mais o abandone.

Um dos principais méritos do Protal é seu valor didático, que permite a quem tem excesso de peso aprender na prática a importância relativa de cada grupo de alimentos, em função da ordem em que integram sua alimentação, começando pelos alimentos vitais, para a seguir introduzir em sucessivas etapas os alimentos indispensáveis, os essenciais, os importantes e, finalmente, os supérfluos.

O objetivo do Protal é fornecer uma rede de regras perfeitamente articuladas entre si e precisas e objetivas o bastante, para que seu adepto siga determinado percurso, evitando esforços incessantes de força de vontade que, aos poucos, minam sua determinação.

Essas regras estão reunidas em quatro dietas sucessivas, sendo que as duas primeiras formam a fase de emagrecimento propriamente dita e as duas seguintes, a consolidação do peso obtido e sua estabilização definitiva.

## O período de ataque: a dieta das proteínas puras

É a época da conquista, quando a pessoa que inicia uma dieta está extremamente motivada e procura um regime cuja eficácia e rapidez na obtenção dos primeiros resultados, qualquer que seja o rigor, respondam à sua expectativa, permitindo-lhe atacar de frente o excesso de peso.

Essa dieta inicial, essencialmente adaptada às marchas forçadas, é a das "proteínas puras", cujo objetivo teórico é limitar a alimentação a um só dos três nutrientes alimentares: as proteínas.

Em teoria, com exceção da clara do ovo, não existe alimento formado exclusivamente de proteína. Portanto, é uma dieta que seleciona e reagrupa certo número de alimentos, cuja composição é a mais pura possível em proteínas, como algumas carnes vermelhas, peixes, frutos do mar, aves, ovos e laticínios com 0% de gordura.

Essa dieta, comparada a todos os regimes hipocalóricos, é uma verdadeira máquina de guerra, uma escavadeira diante da qual, se rigorosamente operada, cai toda e qualquer resistência. É de longe a mais eficaz e a mais rápida de todas as dietas não perigosas à base de alimentos e demonstra toda a sua eficácia nos casos mais difíceis, principalmente os que envolvem a mulher na pré-menopausa, sujeita à retenção de líquidos e ao acúmulo de gases, ou a mulher na menopausa, durante o período crítico do início do tratamento hormonal. É também muito eficaz para a pessoa considerada resistente por ter seguido e abandonado inúmeras dietas ou tratamentos agressivos.

## O período intermediário: a dieta de alternância

Como o nome indica, é uma dieta que funciona alternando de maneira repetitiva duas dietas articuladas entre si, a dieta das proteínas puras e, a seguir, essa mesma dieta, adicionando-se todas as verduras cruas ou cozidas. Essa alternância funciona como o ciclo injeção-combustão de um motor de dois tempos que queima sua cota de calorias.

É esse regime de ***Prot***eínas e ***Al***ternâncias e a junção do início dessas duas palavras formando a ***Prot-al*** que dão o nome ao conjunto do método.

### *A alternância das dietas*

Tanto a primeira como a segunda fase da dieta oferecem a mesma liberdade em relação às quantidades. Ambas permitem o consumo dos alimentos autorizados "à vontade", a qualquer hora do dia e nas proporções que convêm a cada pessoa, o que proporciona, ao mesmo tempo, total liberdade e um meio eficaz de neutralizar a fome, bem como de compensar as vontades qualitativas por satisfações quantitativas.

Dependendo do montante de peso a perder, do número de dietas anteriormente seguidas, da idade e da motivação do candidato, o ritmo de alternância das duas dietas será estabelecido em função de regras precisas, que serão explicadas mais adiante.

Essa fase de ataque, que começa por perdas de peso muitas vezes impressionantes, deve ser seguida sem pausa até a obtenção do peso desejado. Embora dependa em grande parte das experiências malsucedidas, a dieta da alternância de proteínas continua sendo uma das que menos sofrem o efeito de resistência ocasionada por emagrecimentos ocorridos em outras dietas.

## Patamar de consolidação do peso obtido: 10 dias para cada quilo perdido

Depois da fase de conquista, vem a fase pacificadora do Plano Protal, cuja principal missão é reabrir a alimentação a um contingente de alimentos necessários, evitando o clássico efeito de retomada que geralmente se segue às perdas significativas de peso.

Ao longo da fase de ataque e de modo cada vez mais acentuado à medida que a dieta se prolonga, o organismo tenta resistir. Reage à pilhagem de suas reservas, reduzindo progressivamente seus gastos energéticos e sobretudo intensificando da melhor maneira possível a assimilação de todo alimento consumido.

O ex-obeso vitorioso encontra-se, assim, numa situação delicada, com um corpo que só espera o momento propício para retomar as reservas perdidas. Uma grande refeição que traria poucas conseqüências no início da dieta acarretará graves problemas ao final.

Por esse motivo, a abertura da dieta ocorrerá com alimentos mais ricos e saborosos, mas cuja variedade e quantidade serão limitadas, para atingir, sem riscos, o retorno à calma do metabolismo, acelerado durante a perda de peso.

Assim, serão introduzidas, por dia, duas fatias de pão e uma porção de frutas e de queijo, e, por semana, duas porções de cereais e tubérculos e, principalmente, duas refeições de gala.

O papel dessa primeira fase de estabilização é evitar uma retomada explosiva, que é a mais imediata e uma das mais freqüentes causas do fracasso das dietas de emagrecimento. A introdução de alimentos tão importantes como o pão, as frutas, o queijo, alguns farináceos e o acesso a alimentos supérfluos, mas que dão muito prazer, é indispensável; porém, é necessário haver uma hierarquia nessa introdução e uma bateria de regras suficientemente precisas e rígidas para evitar qualquer desvio. Esse é o papel dessa primeira trincheira de proteção do peso perdido.

## A estabilização derradeira e a longo prazo

Após emagrecer e haver evitado a retomada do peso graças a uma rede de regras seguras e aceitas, o obeso vitorioso e muitas vezes eufórico sabe instintivamente que essa vitória é frágil e que, na falta de enquadramento, estará cedo ou tarde — em geral mais cedo do que tarde — entregue aos velhos demônios. Por outro lado, tem uma certeza ainda maior: jamais poderá conquistar o equilíbrio e a moderação alimentar que a maioria dos nutricionistas, com toda razão, preconiza para preservar o novo peso conquistado.

Na quarta fase, o Plano Protal estabelece um dia por semana da dieta de ataque inicial, a dieta das proteínas puras, a mais eficaz e a mais rígida das armas, a ser seguida todas as quintas-feiras pelo resto da vida.

Embora pareça paradoxal, aquele que tinha excesso de peso e alcançou o peso desejado é capaz de esforçar-se um dia por semana, porque tem consciência de que é uma regra bem precisa, bem delimitada no tempo e, sobretudo, de que essa medida pontual e inegociável produz resultados imediatos e permite que coma normalmente nos outros seis dias da semana, sem engordar de novo.

### Resumo do Plano Protal

***Dieta de ataque: o Protal puro***

Duração média: cinco dias

***Dieta de transição: alternância de proteínas***

Duração média: uma semana por quilo

***Dieta de consolidação do peso perdido***

Duração média: 10 dias por quilo perdido

***Dieta de estabilização definitiva***

Um dia só de Protal, toda quinta-feira, pelo resto da vida

# Noções de nutrição necessárias

## O trio GLP: glicídios, lipídios e proteínas

A alimentação universal, tanto a humana quanto a animal, dispõe de um número impressionante de alimentos, mas todos eles são formados por apenas três macronutrientes: os glicídios, os lipídios e as proteínas. Cada alimento extrai seu sabor, sua textura e sua vantagem nutricional da mistura desses três macronutrientes.

### A desigualdade qualitativa das calorias

Houve uma época em que os especialistas em nutrição só se importavam com o valor calórico dos alimentos e das refeições e criavam dietas de emagrecimento baseadas apenas na contagem de calorias, o que acarretou fracassos inexplicáveis durante anos.

Hoje, a maioria dos nutricionistas abandonou essa visão exclusivamente quantitativa e se interessa mais em saber a origem dessas calorias, a natureza do nutriente que as fornece, a mistura dos nutrientes que compõem o conjunto alimentar e até mesmo a hora da ingestão desses alimentos.

Assim, hoje está comprovado que as 100 calorias oferecidas pelo açúcar branco, pelo óleo ou pelo peixe não são processadas da mesma maneira pelo organismo, e que o aproveitamento final dessas calorias após sua assimilação varia muito em função de suas origens.

Ocorre o mesmo dependendo da hora em que esses alimentos são consumidos, e, hoje, é comum aceitar a idéia, que no passado parecia incongruente, de que as calorias da manhã são menos aproveitadas que as do meio-dia e ainda menos do que as da noite.

Independentemente da configuração adaptada ao perfil da pessoa com excesso de peso, a eficiência do Plano Protal e das quatro dietas que o compõem é explicável pela seleção específica dos nutrientes que entram na composição dos alimentos propostos, sobretudo pela extrema importância que o plano confere às proteínas, tanto na fase de ataque como na de estabilização a longo prazo.

Portanto, é indispensável, principalmente para aqueles que não possuem conhecimento nessa área, estabelecer um quadro comparativo desses três nutrientes e, assim, destacar a maneira como opera o Plano Protal.

## Os glicídios ou carboidratos

Essa categoria de alimentos, muito difundida e apreciada, sempre forneceu ao homem, em qualquer lugar, época ou cultura, mais de 50% de sua ração energética.

Durante milênios, além dos frutos e do mel, os únicos glicídios consumidos pelo homem eram os que hoje chamamos de açúcares de absorção lenta, cereais, farináceos, leguminosas, etc. Sua particularidade é serem absorvidos de maneira progressiva, aumentarem moderadamente a glicemia e evitarem as descargas súbitas de insulina que, hoje sabemos, acarretam conseqüências prejudiciais à saúde e contribuem para o ganho de peso.

Depois da descoberta da extração do açúcar branco a partir da cana-de-açúcar e da beterraba, a alimentação humana foi profundamente modificada pela incessante invasão de alimentos de sabor adocicado e de glicídios de absorção rápida.

Os glicídios representam o principal combustível alimentar e são adequados aos esportistas, aos trabalhadores que usam força braçal ou aos adolescentes. Mas estão longe de ser úteis à grande maioria dos sedentários que formam hoje o grosso das nossas sociedades.

O açúcar branco e todos os seus derivados — guloseimas, bombons, etc. — são carboidratos puros, ricos e de absorção ultra-rápida.

Os feculentos, apesar de não ter sabor adocicado, também são ricos em glicídios. São eles: os farináceos (pão, principalmente branco, biscoitos, cereais, torradas, etc.), as massas, as batatas, as leguminosas, as lentilhas, os feijões e outros.

As frutas mais ricas em glicídios são a banana, a cereja e a uva. Entre as bebidas, destacam-se o vinho e todos os álcoois.

Os doces, que formam uma combinação saborosa de farináceos, açúcar e bastante gordura, também são ricos em glicídios.

Os glicídios fornecem apenas quatro calorias por grama, mas seu consumo é, em geral, constante, e por isso a quantidade final de calorias é alta.

Além disso, os feculentos e farináceos são de digestão lenta, produzindo fermentação e acúmulo de gases, que provocam sensação não só desagradável, mas também deselegante.

A maioria dos glicídios tem sabor muito apreciado, tanto as féculas como os farináceos de sabor adocicado. Essa afinidade com o sabor adocicado é em parte inata, mas a maioria dos psicólogos acredita que é também decorrente de longo condicionamento, que desde a infância associa o alimento doce a um papel gratificante, uma recompensa.

Enfim, os glicídios são alimentos cujo preço quase sempre é relativamente baixo e, assim, estão presentes em todas as mesas, tanto dos mais ricos como dos mais pobres.

Portanto, os glicídios são alimentos ricos, onipresentes e de sabor tão apreciado que servem com freqüência para saciar e, no caso dos doces, para beliscar a toda hora, muitas vezes de maneira compulsiva.

No plano metabólico, facilitam a secreção de insulina, que, por sua vez, favorece a produção e a estocagem das gorduras.

Por todos esses motivos, o glicídio é um alimento de que alguém com tendência ao sobrepeso deve desconfiar. Essa desconfiança hoje tende a se dirigir à gordura — vista, com razão, como o principal inimigo do obeso. Entretanto, nem por isso se deve baixar a guarda em relação aos glicídios, principalmente na fase de ataque, que deve ser a mais rápida e eficiente possível.

O Plano Protal exclui totalmente os glicídios na fase de ataque. Na fase de transição e até a obtenção do peso desejado, permite apenas aqueles com baixo teor de açúcar. Os glicídios voltarão a fazer parte da alimentação no período de consolidação, mas só poderão ser consumidos com total liberdade seis dias por semana, na última fase de estabilização.

## Os lipídios

O lipídio é o principal inimigo de todo candidato ao emagrecimento por representar, para todos os seres vivos, a forma mais concentrada sob a qual a energia excedente é estocada. Consumir gordura consiste, portanto, em se apropriar das reservas de um animal, o que, tanto na teoria como na prática, tem todas as chances de facilitar o aumento de peso.

Desde o surgimento da dieta de Atkins, que escancarou as portas aos lipídios enquanto diabolizava os glicídios, inúmeras dietas adotaram esse enfoque fabuloso, que trouxe tanto êxito para o seu criador. Claro que foi um erro monumental, por dois motivos: o perigoso aumento do colesterol e dos triglicérides, que alguns pagaram com a própria vida, e o descuido em relação à gordura, que impede para sempre qualquer possibilidade de estabilização.

Há duas grandes fontes de lipídios: as gorduras animais e as vegetais.

A gordura animal, encontrada em estado praticamente puro no toucinho e nos concentrados de carne de porco, está presente em muitos embutidos, como patês, salsichas, salsichão, salames, etc. Mas muitos outros animais também podem fornecer gordura, como a ovelha e o carneiro e algumas aves como o pato e o ganso. O boi é bem menos gorduroso, principalmente pelos cortes passíveis de ser grelhados; entretanto as costelas e o contrafilé são muito gordurosos.

A manteiga, proveniente da nata do leite, é quase um lipídio puro. O creme de leite fresco, embora mais aguado, não deixa de ser gorduroso, e seu teor de gordura chega a 80%.

Entre os peixes, há cinco grandes fornecedores de gordura fáceis de reconhecer devido ao gosto: a sardinha, o atum, o pintado, o salmão e o arenque. Entretanto, é preciso ter em mente que esses cinco peixes, embora gordurosos, não o são mais do que um bife de carne comum, e principalmente que a gordura dos peixes de mares frios é riquíssima em ácidos graxos ômega 3, famosos pela ação preventiva das doenças cardiovasculares.

Os lipídios vegetais são representados, sobretudo, pela imensa variedade de óleos e pela família dos oleaginosos.

O óleo é ainda mais gorduroso que a manteiga. E, se alguns óleos, como de oliva, girassol e canola, possuem qualidades nutricionais e têm ação protetora para o coração e para os vasos sangüíneos, todos os óleos têm o mesmo valor calórico. São proibidos durante a dieta de emagrecimento, devem ser evitados nas dietas de consolidação e ser consumidos com extrema moderação nas dietas de estabilização. Quanto aos oleaginosos, como amendoim, avelã, pistache, castanha-de-caju, etc., são alimentos que as pessoas costumam beliscar inconscientemente e que, em geral, são consumidos na hora do aperitivo, acompanhados por uma bebida alcoólica, o que aumenta muito o número de calorias da refeição que logo se segue.

Para o candidato ao emagrecimento ou ainda mais para aquele que tenta emagrecer, o lipídio é o portador de todos os perigos.

- Em primeiro lugar, porque é, de longe, o mais calórico dos nutrientes: 9 calorias por grama, ou seja, duas vezes mais que o glicídio ou a proteína, que fornecem cada um apenas 4 calorias por grama.
- O lipídio é um nutriente raramente consumido sozinho. Óleo, manteiga e creme de leite fresco são consumidos com pão, farináceos, massas, vinagretes — combinação que aumenta consideravelmente o aporte de calorias.
- As gorduras são metabolizadas pelo organismo mais lentamente que os açúcares rápidos, porém muito mais depressa do que as proteínas, e seu rendimento energético, em comparação, aumenta muito.
- Os alimentos gordurosos aplacam apenas moderadamente o apetite e, quando comidos a toda hora, não reduzem, ao contrário das proteínas, a importância da refeição seguinte nem a retardam.
- Finalmente, os lipídios de origem animal, como a manteiga, os embutidos, os queijos gordos, que têm alto teor de gordura, representam perigo potencial para o coração. Por esse motivo, não podem jamais, como aconteceu com a dieta de Atkins e as demais inspiradas por ela, ser consumidos com total liberdade.

## Os protéicos

Os protéicos representam o terceiro alimento universal. Formam vasto grupo de produtos nitrogenados, entre os quais se destacam as proteínas, as mais compridas moléculas que entram na constituição dos seres vivos. Os alimentos mais ricos em proteínas são os provenientes do reino animal. A principal fonte de proteína é a carne.

De todas as carnes animais, os cortes magros são os que possuem a maior porção de proteína. Tanto a carne de carneiro como a de ovelha possuem teor de gordura maior, o que atenua a quantidade de proteína. Finalmente, a carne de porco é ainda mais gordurosa e não é bastante rica em proteínas para pertencer ao grupo dos alimentos essencialmente protéicos.

Os miúdos são muito ricos em proteínas e muito pobres em gordura e em glicídios — exceto o fígado, que contém pequena dose de açúcar.

As aves, com exceção do pato e do ganso, oferecem uma carne relativamente magra e muito rica em proteína, sobretudo a do peru e alguns cortes do frango, como a coxinha da asa.

Os peixes, principalmente os de carne branca, como a pescada, o linguado, o namorado, representam uma mina de proteínas de alto valor biológico. Os peixes de água fria, como o salmão, o atum, a sardinha e o bacalhau, têm carne mais gordurosa, o que reduz um pouco seu teor de proteína. Apesar disso, são considerados excelentes fornecedores de proteína, além de ser muito saborosos e de proteger a saúde cardiovascular.

Os crustáceos e os moluscos (mariscos, ostras, etc.) são magros e sem glicídios, portanto ricos em proteína. Em geral, os crustáceos são desaconselhados devido ao alto teor de colesterol. Entretanto, o colesterol está concentrado na cabeça do animal e não na carne, e assim se pode consumir sem medo camarão, siri e outros frutos do mar; basta retirar a cabeça.

O ovo é uma fonte interessante de proteínas. A gema é tanto rica em lipídios como em colesterol, a ponto de ser aconselhável consumi-la com moderação no caso de predisposição a altos índices de colesterol. Em contrapartida, a clara é a mais pura e completa das proteínas, o que lhe confere o *status* de proteína de referência em relação às demais.

Encontramos proteínas vegetais na maioria dos cereais e das leguminosas, mas elas são demasiadamente ricas em glicídios para fazer parte de uma dieta cuja eficácia repousa na pureza da proteína. Além disso, excetuando a soja, as demais proteínas vegetais são de baixo valor biológico e não possuem alguns aminoácidos indispensáveis ao ser humano, o que impede seu uso exclusivo e prolongado.

## *O homem é um caçador carnívoro*

É importante saber que o homem emergiu de sua condição animal ao se tornar carnívoro. Seus ancestrais simiescos, da mesma forma que os grandes macacos antropóides atuais, eram essencialmente vegetarianos, mesmo quando, por vezes, alguns não hesitavam em caçar outros animais para se alimentar. Foi ao se tornar um caçador coletivo e, em decorrência, um consumidor de carne que ele pôde adquirir suas faculdades propriamente humanas. Seu organismo possui, portanto, um sistema digestivo e eliminatório que lhe permite, ainda hoje, consumo ilimitado de carnes e peixes.

## *Digestão, perda calórica e recuperação*

A digestão das proteínas, entre todas as categorias de alimento, é a mais longa e trabalhosa. São necessárias mais de três horas para desintegrar e assimilar as proteínas. O motivo é simples: suas longas cadeias de moléculas com seus elos firmemente presos necessitam de boa mastigação, de laboriosa trituração mecânica do estômago e sobretudo da interferência de diferentes sucos pancreáticos para digeri-las.

Esse longo trabalho de extração de calorias custa caro ao organismo, e calcula-se que para obter 100 calorias de um alimento protéico sejam gastas cerca de 30. Em resumo, a ação dinâmica específica das calorias é de 30% — 12% para os lipídios e não mais de 7% para os glicídios.

Assim, quando uma pessoa em dieta de emagrecimento consome carne, peixe ou iogurte, o simples fato de digeri-lo ou assimilá-lo exige perda de calorias que reduz o teor calórico da refeição. Essa característica é muito positiva. Trataremos melhor do assunto mais adiante, ao explicar o modo de ação da dieta das proteínas puras.

Além disso, a demora da digestão e da assimilação retarda o esvaziamento gástrico e aumenta a sensação de saciedade.

## *O único nutriente indispensável e vital em todas as refeições*

Dos três nutrientes universais, só as proteínas são indispensáveis à nossa vida.

Dentre os três nutrientes, os glicídios são os menos necessários, pois o organismo humano sabe fabricar glicose, ou seja, açúcar, a partir da carne ou da gordura. É o que acontece quando, privados de alimentos ou seguindo uma dieta, retiramos gordura de nossas reservas para transformá-la na glicose indispensável ao funcionamento de nosso cérebro e músculos.

O mesmo ocorre com os lipídios que o corpo humano sabe perfeitamente fabricar e estocar a partir do consumo excessivo de doces ou carnes.

Em contrapartida, o homem não possui meios metabólicos para sintetizar as proteínas. Ora, viver, manter o sistema muscular, renovar os glóbulos vermelhos, a cicatrização, o crescimento dos cabelos e até o funcionamento da memória são operações que necessitam de proteínas, e a quantidade mínima é de um grama diário por quilo de peso corporal.

Em caso de carência, o organismo é obrigado a retirar a proteína de suas próprias reservas, principalmente dos músculos, mas também da pele ou mesmo dos ossos. É o que ocorre quando seguimos dietas insensatas, como o jejum hídrico à base de água e nada mais ou a dieta de Beverly Hills, composta apenas de frutos exóticos, famosa entre as estrelas de Hollywood que, se seguiram rigorosamente essa dieta, abriram mão de boa parte de seu poder de sedução.

O candidato ao emagrecimento deve, portanto, saber que uma dieta, por mais restrita e rígida que seja, não deve jamais fornecer menos de um grama de proteína por dia e por quilo de seu próprio peso e, principalmente, que esse aporte deve ser repartido de maneira uniforme nas três refeições. Um café-da-manhã insuficiente, um almoço que consiste apenas de uma fatia de torta de maçã ou de um achocolatado e um jantar composto de uma pizza ou de uma fruta são refeições praticamente sem proteínas, e o resultado é uma pele sem viço e a constante deterioração do corpo.

## *O baixo teor calórico das proteínas*

Um grama de proteína fornece apenas quatro calorias, duas vezes menos que a gordura, mas a mesma quantidade que o açúcar. Entretanto, a grande diferença provém do fato de que os alimentos mais ricos em proteína não têm jamais a mesma concentração que o açúcar branco tem de glicídios ou que o óleo ou a manteiga podem ter de lipídios.

Todas as carnes, peixes e demais proteínas alimentares fornecem apenas 50% de proteínas metabolizáveis — o restante é tecido anexo inutilizável. Um filé de carne de peru ou um bife de 100g só fornecem 200 calorias, e quando sabemos que o corpo humano necessita gastar 30% de seu valor calórico, ou seja, 60 calorias para metabolizar essa carne, sobram apenas 140 calorias desses alimentos saborosos e que dão sensação de saciedade. Essas 140 calorias equivalem a uma simples colher de sopa de óleo que julgamos inofensiva quando temperamos uma salada. E é com essa simples constatação que é possível perceber a importância capital de uma dieta que ouse, por período limitado, propor apenas o consumo de proteínas.

## *Dois inconvenientes das proteínas*

- ***São alimentos caros.*** O preço dos alimentos protéicos é bem alto: carne, peixe, frutos do mar podem abalar um orçamento modesto. Ovos, aves e miúdos são mais acessíveis, mas, se calcularmos por grama, são alimentos luxuosos. Felizmente, nas últimas décadas, chegaram ao mercado os laticínios com 0% de gordura, que permitem aporte de proteínas de excelente qualidade a preços acessíveis.
- ***Alimentos ricos em resíduos.*** Ao contrário da maioria dos outros alimentos, os protéicos não são totalmente metabolizados, e, ao final de sua degradação, subsistem no organismo resíduos como o ácido úrico, que deve ser excretado. Em teoria, o consumo elevado desses alimentos deveria aumentar o teor desses resíduos e fazer mal às pessoas sensíveis ou predispostas. Na prática, o corpo humano, sobretudo o rim, possui mecanismos de eliminação e consegue fazer esse trabalho com perfeição, mas, para isso, o rim precisa imperativamente de maior quantidade de água. O rim filtrará o ácido úrico do sangue com a condição de que a pessoa aumente o consumo de água.

Acompanhei cerca de sessenta pessoas com predisposição a sofrer de gota ou tendo cálculos renais provenientes de ácido úrico e que seguiram uma dieta rica em proteína, mas concordaram em beber diariamente três litros de água. As que seguiam um tratamento preventivo o mantiveram; as outras não adotaram novos cuidados. Não foi observado aumento do teor de ácido úrico em nenhuma dessas pessoas durante o período da dieta. Em um terço, inclusive, a taxa de ácido úrico diminuiu.

Portanto, é importante beber água quando se consome muita proteína, principalmente nas fases da dieta em que se consome apenas proteína.

## Conclusão

É preciso enfatizar alguns dos princípios fundamentais que uma boa dieta de emagrecimento deve respeitar:

- O grande inimigo da pessoa que quer iniciar uma dieta de emagrecimento é, sem dúvida, o lipídio ou a gordura, tanto animal como vegetal. Mesmo sem levar em conta o teor de lipídios das carnes e peixes, considerando-se apenas o óleo dos molhos e frituras, a manteiga ou o creme usado no preparo dos pratos, assim como a gordura dos queijos e dos embutidos, somente isso basta para dar aos lipídios um prêmio pelo seu teor calórico. Uma dieta eficaz e coerente deve começar por eliminar ou reduzir os alimentos ricos em gordura.
- Deve-se também levar em consideração que as gorduras animais são as únicas fornecedoras de colesterol e triglicérides. Portanto, seu consumo deve ser reduzido sistematicamente em caso de predisposição a doenças cardiovasculares.
- O outro inimigo do candidato ao emagrecimento é o glicídio simples. Não o açúcar lento do cereal integral ou da leguminosa, mas o açúcar rápido, o branco, de metabolização às vezes instável e cuja presença facilita a passagem e a absorção do restante. Camuflado atrás do gosto adocicado, é o principal alimento que se belisca e freqüentemente é muito calórico.
- A proteína tem valor calórico modesto: quatro calorias por grama.
- Os alimentos mais ricos em proteína, como carne ou peixe, são formados por uma trama de tecido conjuntivo muito resistente à digestão, não permitindo sua completa metabolização. O menor ganho de energia ligado a essa característica da proteína é uma bênção para o obeso, que segue uma dieta e que é, em princípio, um grande assimilador de calorias.
- A ação dinâmica específica da proteína representa o custo calórico de sua desintegração durante o processo digestivo. Esse gasto é retirado de seu teor energético, e assim se consegue uma economia suplementar de 30%, bem superior à dos demais alimentos.
- Jamais seguir uma dieta que propõe menos de 60g a 80g de proteína pura, para não correr o risco de perder massa muscular ou estragar a pele.

- Não temer o ácido úrico, resíduo natural das proteínas totalmente eliminado pelo consumo diário de um litro e meio de água.
- Lembrar que, quanto mais lenta a metabolização de um alimento, mais tarde a fome voltará. Os alimentos doces são absorvidos mais rápida e maciçamente; a seguir, vêm os alimentos ricos em gordura e, por último, as proteínas. Os que vivem com fome poderão tirar por si mesmos suas conclusões.

# As proteínas puras

## Motor do Plano Protal

O Protal é um plano formado por quatro dietas sucessivas, articuladas entre si, com o objetivo de levar o obeso ao peso desejado e a mantê-lo.

Essas quatro dietas sucessivas e de ação decrescente são concebidas para acarretar:

- A primeira, deslanchar relâmpago e perda de peso intensa e estimulante.
- A segunda, emagrecimento regular até a obtenção do peso desejado.
- A terceira, consolidação do peso recém-adquirido e ainda instável; corresponde a um período estabelecido de dez dias por quilo perdido.
- A quarta, estabilização definitiva, ao custo de um dia semanal de dieta, a ser seguido pelo resto da vida.

Cada uma dessas dietas age de maneira determinada e tem uma missão a cumprir, mas todas dependem, para sua ação decrescente, da dieta das proteínas puras. Primeiro pura, na fase de ataque, depois alternativa, a seguir equilibrada, durante o período de consolidação, e, por fim, semanal, na estabilização definitiva.

É com essa dieta pura e sem concessões, durante um período variando segundo o caso, de dois a sete dias, que o Plano Protal começa com força e cria efeito surpresa.

É essa mesma dieta que, utilizada de modo alternado, confere poder e ritmo à dieta da alternância de proteínas, levando, de modo regular, à obtenção do peso desejado.

É ainda ela que, utilizada de maneira pontual, forma o pilar da fase de consolidação, período de transição entre o emagrecimento duro e puro e o retorno a uma alimentação normal.

E, finalmente, é ela que, um só dia por semana, mas pelo resto da vida, permite estabilização definitiva e, em troca desse esforço pontual, proporciona alimentação sem culpa nem restrição específica nos outros seis dias da semana.

Se a dieta das proteínas puras é o motor do Plano Protal e de suas quatro dietas integradas, é preciso agora, antes de pôr em prática o Plano Protal, descrever o modo de ação bem distinto dessa dieta, explicando sua impressionante eficácia, a fim de utilizar todos os seus recursos.

Como funciona a dieta das proteínas puras? É o tema deste capítulo.

## Esta dieta é composta só de proteínas

### *Onde encontrar proteínas puras?*

As proteínas formam o tecido da matéria viva, tanto animal como vegetal, o que significa que são encontradas na maioria dos alimentos conhecidos. Mas a dieta das proteínas, para desenvolver seu modo de ação distinto e todas as suas potencialidades, deve ser composta de alimentos os mais puros possíveis em proteína. Na prática, com exceção da clara do ovo, nenhum alimento possui essa pureza.

Os vegetais, por mais protéicos que possam ser, têm sempre alto teor de glicídios; é o caso de todos os cereais e farináceos, das leguminosas e das féculas, inclusive a soja, famosa pela qualidade de suas proteínas, mas muito gordurosa e rica em glicídios, o que torna todos esses vegetais inutilizáveis no caso.

O mesmo ocorre com os alimentos de origem animal. São mais protéicos do que os vegetais, mas, na maioria, muito gordurosos. É o caso da carne de porco, da de carneiro ou de ovelha, de algumas aves, como o pato e o ganso, e de vários cortes de boi e de vitela.

Há, entretanto, alguns alimentos de origem animal que, sem possuir pureza protéica, chegam muito perto disso e, assim, desempenham o papel principal no Plano Protal.

- O boi, com exceção do contrafilé, das costelas e de todos os pedaços que podem ser grelhados e usados em ensopados.
- Os cortes de vitela que podem ser grelhados.
- As aves, com exceção do pato e do ganso.
- Todos os peixes, inclusive os dos mares frios, pois sua gordura protege o coração e as artérias do ser humano.
- Os crustáceos e os frutos do mar.
- Os ovos, cuja pureza protéica da clara é levemente comprometida pelo teor em gordura da gema.
- Os laticínios magros são ricos em proteína e totalmente sem gordura. Contêm, entretanto, traços de glicídios, sobretudo os com adoçante à base de aspartame e aromatizados com polpa de frutas. Contudo, seu baixo teor de glicídios e sua importância gustativa lhes conferem lugar nessa seleção de alimentos essencialmente protéicos que formam a tropa de choque do Plano Protal.

## *Como agem as proteínas?*

### ***A pureza das proteínas reduz seu aporte calórico***

Todas as espécies animais ingerem alimentos compostos de uma mistura dos três únicos nutrientes conhecidos: proteínas, gorduras e glicídios. Mas, para cada espécie, existe uma proporção ideal e específica desses três nutrientes. No ser humano, ela é de 5-3-2, ou seja, cinco porções de glicídios, três de lipídios e duas de proteínas, composição bem próxima daquela do leite materno.

Quando a composição do bolo alimentar respeita essa proporção específica, a assimilação das calorias no intestino delgado ocorre com a máxima eficiência e seu rendimento é tal que facilita o aumento de peso.

Ao contrário, basta modificar essa proporção para perturbar a absorção das calorias e reduzir o rendimento dos alimentos. No plano teórico, a modificação mais radical possível, que reduziria ao máximo a absorção das calorias, seria a que restringisse a alimentação ao consumo de um único nutriente.

Na prática, embora tenha havido uma tentativa nos Estados Unidos, com a dieta de Beverly Hills, que propõe o consumo exclusivo de frutos exóticos (glicídios), e com as gorduras (dieta esquimó), a alimentação reduzida apenas aos açúcares ou às gorduras é difícil de ser seguida e tem graves conseqüências. O excesso de açúcar facilita o surgimento do diabetes, e o excesso de gordura, além do enjôo inevitável, acarreta o entupimento do sistema cardiovascular. Além disso, a ausência de proteínas indispensáveis à vida obriga o organismo a extraí-las da massa muscular.

Só é possível uma alimentação restrita a um único nutriente se este for a proteína, solução aceita do ponto de vista gustativo, que evita o entupimento arterial e também, por definição, exclui qualquer possibilidade de carência protéica.

Quando se consegue aplicar uma alimentação restrita apenas a proteínas, o órgão assimilador tem grande dificuldade em metabolizar o bolo alimentar para o qual não está programado e, desse modo, não consegue aproveitar totalmente seu conteúdo calórico. Assim, o órgão se encontra na mesma situação que um motor de "dois tempos" de uma moto ou de um barco, concebido para funcionar com uma mistura de gasolina e óleo, mas que tentaríamos fazer funcionar com gasolina pura e que, depois de falhar, ficaria asfixiado por não poder usar seu combustível.

Nessas condições, o organismo se contenta em retirar as proteínas indispensáveis para o funcionamento de seus órgãos (músculos, glóbulos, pele, cabelos, unhas) e utiliza mal e pouco o restante das calorias fornecidas.

### *A assimilação das proteínas acarreta grande gasto calórico*

Para compreender esta segunda propriedade das proteínas que favorece a eficácia do Protal, é necessário se familiarizar com a noção da dinâmica específica dos alimentos (DEA). A DEA representa o esforço ou o gasto calórico do organismo para reduzir um alimento a uma cadeia básica, a única maneira de ele entrar no sistema sangüíneo. Isso representa um trabalho cuja importância varia segundo a consistência e a estrutura molecular do alimento.

Quando se consomem 100 calorias de açúcar, glicídio de absorção rápida e composto de moléculas simples, este é rapidamente metabolizado, e, nesse trabalho de absorção, o organismo gasta apenas 7 calorias. Sobram 93 utilizáveis. A DEA dos carboidratos é de 7%.

Ao comer 100 calorias de manteiga ou de óleo, a metabolização é um pouco mais trabalhosa, e esse processo exige o gasto de 12 calorias, deixando 88 calorias para o corpo humano. Assim, a DEA dos lipídios é de 12%.

Finalmente, para metabolizar 100 calorias de proteínas puras, clara de ovo, peixe, queijo com baixo teor de gordura, o gasto é enorme, uma vez que as proteínas são formadas por longas moléculas, os aminoácidos, e ligadas entre si de maneira muito mais resistente, o que exige maior trabalho do organismo. O gasto calórico para a metabolização é de 30 calorias, deixando apenas 70 calorias, ou seja, DEA de 30%.

A metabolização das proteínas, verdadeiro trabalho interno, é responsável pela liberação de calor e pela alta da temperatura corporal, o que explica por que é desaconselhável tomar banho de água fria depois de uma refeição rica em proteínas, pois o choque de temperatura pode provocar congestão.

Essa característica das proteínas, ruim para o banhista apressado, é uma bênção para o obeso tão talentoso na arte de assimilar calorias. Ela lhe permite economizar sem sofrer e, como conseqüência, alimentar-se mais confortavelmente sem sofrer o castigo imediato.

Ao fim de um dia de consumo protéico de 1.500 calorias, o que representa soma substancial, restam no organismo, após a digestão, apenas 1.000 calorias. Essa é uma das chaves do Plano Protal e uma das razões de sua eficácia, mas não é tudo...

***As proteínas puras diminuem o apetite***

De fato, a ingestão de alimentos doces ou de gordura, facilmente digeridos e metabolizados, produz saciedade superficial, logo submersa pelo retorno da fome. Estudos recentes provaram que beliscar alimentos doces ou gordurosos não retarda o surgimento da fome, nem reduz as quantidades ingeridas na refeição seguinte. Em contrapartida, beliscar alimentos protéicos adia a volta da sensação de fome e diminui a quantidade de comida ingerida na refeição seguinte.

Além disso, o consumo exclusivo de alimentos protéicos acarreta a produção de corpos cetônicos, poderosos inibidores naturais da fome e responsáveis pela saciedade duradoura. Após dois ou três dias de alimentação limitada às proteínas puras, a fome desaparece totalmente, e o Plano Protal pode ser seguido, evitando a ameaça natural que pesa na maioria das outras dietas: a fome.

### *As proteínas puras combatem o edema e a retenção de líquido*

Algumas dietas ou tipos de alimentação são famosos por ser "hidrófilos", favorecendo a retenção de líquido e os inchaços decorrentes desta; é o caso dos regimes predominantemente vegetais, ricos em frutas, legumes e sais minerais.

A alimentação rica em proteínas possui efeito oposto: facilita a eliminação urinária e, portanto, provoca a secagem dos tecidos repletos de água, tão preocupantes no período pré-menstrual ou durante a pré-menopausa.

A dieta de ataque do Plano Protal, formada exclusivamente de proteínas da maior pureza possível, é a que melhor elimina a água.

Essa característica é particularmente vantajosa para a mulher. De fato, quando um homem engorda, é sobretudo porque come demais e estoca em forma de gordura o excedente calórico. Na mulher, esse mecanismo de aumento de peso é mais complexo e associado a uma retenção de água que breca e reduz o desempenho das dietas.

Em certos momentos do ciclo menstrual, nos quatro ou cinco dias que precedem a menstruação ou em alguns momentos da vida — puberdade anárquica, pré-menopausa longa —, ou mesmo devido a desordens hormonais, as mulheres, principalmente as que têm sobrepeso, começam a reter água e muitas vezes se sentem inchadas, intumescidas e pesadas. Essa retenção é acompanhada de importante aumento de peso, geralmente reversível, mas que pode se tornar crônico.

Essas mulheres, a fim de tentar recobrar a silhueta e evitar o inchaço, começam a seguir dietas e observam com surpresa que os meios que antigamente eliminavam o sobrepeso não funcionam mais.

Em todos esses casos, não tão raros, as proteínas puras propostas na dieta de ataque do Plano Protal têm efeito decisivo e imediato. Em poucos dias, questão até de horas, os tecidos repletos de água esvaziam-se e produzem uma sensação de bem-estar e de leveza que logo repercute na balança e aumenta a motivação.

### *As proteínas puras aumentam a resistência do organismo*

Trata-se de uma propriedade que os nutricionistas conhecem e os leigos percebem. Antes da erradicação da tuberculose por antibióticos, uma das bases clássicas do tratamento era a superalimentação, com um importante aumento de proteínas. Em certas regiões, os adolescentes eram obrigados a beber sangue animal. Hoje, os treinadores aconselham uma alimentação de alto teor protéico aos esportistas que exigem muito do próprio organismo. Os médicos fazem o mesmo para aumentar a resistência às infecções, no caso de anemias, ou para acelerar a cicatrização.

Utilizar essa vantagem é benéfico, porque o emagrecimento, qualquer que seja, sempre enfraquece o organismo. Pessoalmente, notei que o período inicial do Plano Protal, exclusivamente composto pelas proteínas mais puras, era a fase mais estimulante. Alguns pacientes informaram-me de que esta fase proporcionava euforia, tanto física como mental, já a partir do segundo dia.

***As proteínas puras permitem emagrecer sem perda muscular nem amolecimento da pele***

Isso nada tem de surpreendente quando se sabe que a pele, com seu tecido elástico, bem como o conjunto de músculos do organismo são formados principalmente por proteínas. Uma dieta pobre em proteínas obriga o corpo a utilizar aquelas dos músculos e da pele, acarretando a perda da elasticidade desta última, sem falar do aumento da fragilidade dos ossos, muitas vezes já ameaçados na mulher na menopausa. A união desses dois fatores produz o envelhecimento dos tecidos, da pele, dos cabelos e da aparência geral da pessoa, normalmente notado por todos que a cercam, o que basta para interromper prematuramente a dieta.

Por outro lado, uma dieta rica em proteínas, e, no caso, uma composta só de proteínas, como a do início do Plano Protal, não ataca as reservas do organismo; ao contrário, aumenta-as maciçamente. Nestas condições, o emagrecimento rápido e tonificante conserva a firmeza dos músculos e o viço da pele, permitindo emagrecer com pouco envelhecimento.

Essa particularidade do Plano Protal pode parecer secundária para as mulheres jovens e de formas arredondadas, com bons músculos e pele mais espessa, mas torna-se fundamental para aquelas próximas da menopausa ou que têm o azar de possuir músculos com pouco tônus e principalmente uma pele delicada e fina. É hora de falar dessas mulheres que hoje em dia administram seu corpo tendo como única referência a balança. Não se pode nem se deve dar importância exclusiva ao peso. O viço da pele, a consistência dos tecidos e a tonicidade geral do corpo são parâmetros que interferem na imagem exterior da mulher.

## Essa dieta deve ser rica em água

A questão da água é sempre confusa. Opiniões e palpites tratam do assunto, mas muitas vezes uma opinião pseudo-autorizada afirma exatamente o contrário do que foi dito na véspera.

Ora, o problema da água não é um simples conceito de *marketing* dietético, uma bobagem destinada a divertir os adeptos de uma dieta de emagrecimento. É uma questão de grande importância que, apesar do imenso esforço combinado da mídia, dos médicos, dos comerciantes de água e do simples bom senso, jamais convenceu totalmente o público e sobretudo a pessoa que segue uma dieta.

Simplificando: pode parecer prioritário e essencial queimar suas calorias para obter uma diminuição das reservas de gordura, mas essa combustão, por mais necessária que seja, não basta. Emagrecer é tanto queimar como eliminar.

Uma dona de casa certamente não aceitaria uma louça lavada, ou uma roupa lavada, que não estivesse enxaguada. O mesmo acontece com o emagrecimento, e é indispensável que, nesse caso, as coisas fiquem claras. Uma dieta que não seja acompanhada de uma quantidade de água suficiente é uma dieta ruim, não só pouco eficaz, mas que acarreta acúmulo de resíduos danosos ao organismo.

### *A água purifica e melhora os resultados da dieta*

Uma constatação simples mostra que, quanto mais se bebe água, mais se urina e mais facilidade o rim tem para eliminar os detritos provenientes dos alimentos queimados. A água é o melhor dos diuréticos naturais. É impressionante constatar que poucas pessoas bebem o suficiente.

As constantes exigências do cotidiano retardam e acabam por ocultar a sensação natural de sede. Os dias e meses se passam e esta desaparece, deixando de desempenhar o papel de alerta da desidratação dos tecidos.

Muitas mulheres, com bexigas menores e mais sensíveis que as dos homens, optam por não beber para evitar as incessantes idas ao toalete, com interrupções durante o trabalho, no tempo que passam no trânsito e até por horror aos banheiros públicos.

Ora, o que é normalmente aceitável deixa de sê-lo durante uma dieta de emagrecimento, e, se os argumentos de higiene não convencem, há um que sempre acaba convencendo: tentar emagrecer sem beber água não só é tóxico para o corpo como reduz ou até bloqueia totalmente a perda de peso e põe abaixo todos os esforços. Por quê? Porque o motor humano que consome suas gorduras durante uma dieta funciona como qualquer motor a combustão. A energia queimada libera calor e resíduos.

Se esses resíduos não são eliminados regularmente pelo rim, seu acúmulo acaba, cedo ou tarde, interrompendo a combustão e freando toda perda de peso, mesmo numa dieta seguida à risca. O mesmo ocorrerá com um motor de carro se o cano de descarga for obstruído, ou com uma lareira, se as cinzas não forem retiradas; em ambos os casos, acabariam sufocados e sem funcionar devido ao excesso de detritos.

No caso dos obesos, os erros nutricionais, o acúmulo de dietas mirabolantes e os tratamentos ruins tornam os rins preguiçosos. Por isso, o obeso deve beber grandes quantidades de água, para que seus órgãos de excreção voltem a funcionar direito.

No início, o processo pode ser desagradável e fastidioso, sobretudo no inverno, mas insistindo adquire-se o hábito, que, reforçado pela agradável sensação de se lavar interiormente e de emagrecer mais, se torna uma necessidade.

***A combinação de água e proteínas puras exerce ação poderosa sobre a celulite***

Essa propriedade diz respeito apenas à mulher, uma vez que a celulite é uma gordura influenciada pelos hormônios, que se acumula e permanece nos locais mais femininos do corpo da mulher: coxas, quadris e joelhos.

Nesse caso específico, em que as dietas freqüentemente não funcionam, constatei que a dieta das proteínas puras, conjugada a uma redução do sal e ao consumo maior de água mineral pura, proporciona perda de peso mais harmoniosa, com o afinamento moderado, mas real, de partes do corpo como o culote ou a parte interna dos joelhos.

Comparada a outras dietas seguidas pela mesma paciente em diferentes épocas da vida, esta combinação é a que, para igual peso perdido, oferece a melhor redução global dos quadris e das coxas.

Tais resultados são conseqüência do efeito hidrofóbico das proteínas e da filtragem intensa do rim, graças ao grande consumo de água. A água penetra em todos os tecidos, inclusive na celulite. Entra pura e sai salgada e repleta de detritos. A essa ação de dessalgar e desobstruir, acrescenta-se o poderoso efeito da combustão das proteínas puras; o resultado é uma melhora, modesta e parcial, mas rara, que se distingue da maioria das demais dietas que não têm nenhum efeito sobre a celulite.

***Quando se deve beber água?***

Acredita-se, a partir de numerosos resquícios de informação de uma outra época, mas ainda presentes no inconsciente coletivo, que é melhor não beber durante as refeições para evitar o seqüestro da água pelos alimentos.

Não há nenhum fundamento fisiológico para não se beber e, em muitos casos, é contraproducente. Evitar beber água durante a refeição, no momento em que se sente sede e é fácil e agradável beber, acarreta o risco de escamotear a sede e, na correria cotidiana, de se esquecer disso pelo resto do dia.

Durante a dieta Protal e especialmente na fase de ataque e na de alternância de proteínas é indispensável, salvo em caso excepcional de retenção de água por razões hormonais ou de insuficiência renal, beber um litro e meio de água, se possível mineral, mas também de todos os outros jeitos: chás, cafés, infusões.

Duas xícaras de chá no café-da-manhã, um copo grande pela manhã, dois copos no almoço e um café ao final da refeição, um copo à tarde, dois copos no jantar e obtemos facilmente dois litros de água.

Muitas pacientes afirmaram que, para beber sem sede, criaram o hábito deselegante, mas eficaz, de beber direto da garrafa.

***Que água beber?***

- As melhores águas durante o período de ataque do Plano Protal, puramente protéico, são as pouco mineralizadas, ligeiramente diuréticas e laxativas. Evite beber as gasosas, muito salgadas para consumir em grande quantidade.
- Os que bebem água do filtro podem continuar, porque importa mais a quantidade do que a composição da água.
- O mesmo acontece em relação às infusões de menta, camomila, erva-cidreira, que seduzirão os aficionados do ritual de tomar chá e aqueles que preferem bebidas quentes, principalmente para se aquecer no inverno.

No caso dos refrigerantes dietéticos e principalmente em relação à Coca-Cola Light, cuja venda equivale à da Coca normal, não apenas autorizo, mas até aconselho o consumo durante as dietas de emagrecimento, por várias razões. Para começar, porque facilita o consumo dos dois litros exigidos.

Além disso, seu teor de açúcar e de calorias é praticamente zero — uma caloria por copo equivale ao valor de um amendoim por garrafa tamanho família. Enfim e sobretudo, a Coca Light, tanto quanto a normal, é uma mistura de sabores intensos, e seu consumo constante supre em parte a vontade de comer doce, principalmente para os que gostam de beliscar. Muitos pacientes afirmam que o efeito lúdico e reconfortante dos refrigerantes dietéticos os ajudou durante a dieta.

A única exceção ao consumo de refrigerantes dietéticos é na dieta da criança ou do adolescente, porque a experiência comprova que, nessa idade, o "açúcar falso" não traz bons resultados e não reduz a contento a vontade de açúcar. Além disso, seu uso ilimitado do doce pode criar o hábito de se beber sem sede pelo simples prazer, hábito que pode predispor a dependências mais preocupantes no futuro.

***A água sacia naturalmente***

Na linguagem popular, associa-se a sensação de buraco no estômago àquela de fome, o que não é de todo errado. A água ingerida durante a refeição e misturada aos alimentos aumenta o volume do bolo alimentar, distende o estômago e provoca sensação de saciedade e fartura. Razão a mais para beber durante as refeições. Mas a experiência comprova que esse efeito de ocupação e o gesto de pôr algo na boca funciona também fora das refeições: por exemplo, durante o horário mais perigoso do dia, entre cinco da tarde e oito da noite. Muitas vezes, um copo grande de qualquer bebida basta para moderar a vontade de comer.

É surpreendente notar que, numa época em que indivíduos, instituições e laboratórios farmacêuticos sonham em descobrir um inibidor de apetite ideal e eficaz, ainda haja uma imensa maioria que se recusa a utilizar um meio tão simples, puro e inócuo como a água para diminuir o apetite.

## Essa dieta deve ser pobre em sal

O sal é um elemento indispensável à vida e está presente em diversos graus em todos os alimentos. Assim, acrescentar sal é supérfluo, já que este é apenas um condimento que melhora o gosto dos alimentos, aumenta o apetite e que, por hábito, utilizamos em demasia.

***A dieta com pouco sal não apresenta nenhum perigo***

Pode-se viver a vida toda com uma dieta de pouco sal. Cardíacos, portadores de insuficiência renal e hipertensos vivem com uma dieta de pouco sal e não apresentam qualquer deficiência. Entretanto, pessoas com pressão baixa devem ter cuidado. Uma dieta muito restrita em sal, associada a grande consumo de água, pode aumentar a filtragem do sangue, reduzir seu volume e baixar ainda mais a pressão, o que pode provocar fadiga e sensações de vertigem. Essas pessoas não devem salgar a comida nem beber mais de um litro e meio de água por dia.

***Uma comida muito salgada, por outro lado, retém e fixa a água nos tecidos***

Nos países muito quentes, costuma-se distribuir pílulas de sal aos trabalhadores, a fim de evitar a desidratação.

Na mulher, principalmente na fase pré-menstrual ou na pré-menopausa, ou mesmo durante a gravidez, muitas partes do corpo podem se tornar esponjosas e reter quantidade incrível de líquido.

Para essa mulher, o regime Protal — hidrófugo por princípio — chega ao máximo de sua eficácia se for reduzida ao mínimo a quantidade de sal na comida. Isso também permite que a água ingerida passe mais rápido pelo organismo, medida idêntica à imposta durante tratamentos com corticóides.

Em relação a isso, muitas vezes ouvimos uma pessoa queixar-se de engordar um quilo, talvez dois, durante uma noitada em que abandonou totalmente a dieta. Às vezes, esse aumento de peso nem se justifica, porque a pessoa não exagerou. Ao analisar a refeição desencadeadora, jamais encontramos a quantidade necessária de alimentos para a pessoa engordar dois quilos, ou seja, 18 mil calorias, quantidade impossível de ser ingerida num espaço tão curto de tempo. Trata-se da combinação de uma refeição com muito sal e muita bebida alcoólica — sal e álcool associados diminuem o ritmo da passagem da água ingerida pelo organismo. Um litro de água pesa um quilo, e 9 gramas de sal fixam um litro nos tecidos durante um ou dois dias.

Assim, se, durante a dieta, por um motivo imperioso, a pessoa tiver de participar de um almoço de negócios ou de uma refeição familiar que a obrigue a abrir mão das regras que está seguindo, deve evitar salgar a comida, beber demais e sobretudo se pesar no dia seguinte, pois o aumento de peso brutal e inexplicável pode desencorajar e minar a determinação e a confiança. É aconselhável esperar dois dias, intensificar a dieta, o consumo de água e a restrição de sal, três medidas eficazes para voltar ao peso anterior.

***O sal aumenta o apetite e sua redução diminui a fome***

É uma contestação irrefutável. Os pratos salgados aumentam a salivação e a acidez gástrica, o que atiça o apetite.

Por outro lado, pratos pouco salgados estimulam menos as secreções digestivas e não aumentam o apetite. Infelizmente, a ausência de sal também aplaca a sede, e a pessoa que segue a dieta Protal deve consumir grande quantidade de água nos primeiros dias, de modo que incentive a necessidade de beber e a volta da sede natural.

## Conclusão

A dieta das proteínas puras, regime inicial e principal motor das quatro dietas integradas que formam o Plano Protal, não é como as outras. É a única que só utiliza uma categoria de alimentos com a maior concentração de proteínas.

Ao longo dessa dieta e durante o desenrolar do Plano Protal, não há qualquer referência às calorias e não se deve contá-las. Consumir muito ou pouco praticamente não afeta os resultados — o importante é consumir apenas essa categoria de alimentos.

O Protal é a única dieta que preconiza comer muito, preventivamente, antes que a fome apareça — fome incontrolável que levará a pessoa a não se contentar com as proteínas autorizadas, mas a consumir alimentos por puro desejo, alimentos de pouco valor nutricional, embora com grande apelo emocional, com açúcar e gorduras, ricos e desestabilizadores.

A eficácia do Plano Protal está, portanto, totalmente ligada à seleção dos alimentos. O emagrecimento é rápido, contanto que a alimentação fique limitada a essa categoria de alimentos, mas torna-se lento e obriga a pessoa a calcular as calorias se não seguir corretamente a dieta.

Portanto, é uma dieta que não pode ser seguida pela metade. A lei que a rege é a do tudo ou nada, o que explica não só sua eficácia metabólica, mas também seu imenso impacto psicológico no obeso, que também vive segundo a lei dos extremos.

Temperamento exagerado por excelência, tão ascético no esforço como displicente no abandono, o obeso encontra nessa dieta um procedimento com o qual se identifica em cada uma das etapas do Plano Protal.

Essa afinidade entre o perfil psicológico e a estrutura da dieta cria um encontro cuja importância, embora dificilmente compreensível, é decisiva. Essa adaptação recíproca gera forte adesão à dieta, facilita o emagrecimento e se reveste da maior importância no último estágio, que é o da estabilização. Neste, tudo depende de um só dia semanal de dieta de pura proteína, um dia de redenção, uma chamada à ordem pontual e eficaz, e que, por si só e desta forma, pode ser aceita por todos os que lutam desde sempre contra a predisposição ao sobrepeso.

# Prática do Plano Protal

É chegado o momento decisivo de pôr em prática o Plano Protal. Já se sabe tudo o que é necessário para compreender como ele atua e sobre a eficácia das quatro dietas que o formam.

Na introdução teórica, também tentei explicar que não é por acaso que uma pessoa é gorda, e que o excesso de peso que quer perder é uma parte dela mesma que ela recusa, mas reflexo de sua natureza, de sua psicologia e, portanto, de sua identidade.

A tendência para engordar depende tanto dos genes da pessoa e da tendência familiar como da sua história, tanto do funcionamento metabólico quanto da personalidade, da afetividade, das emoções e, muitas vezes, da maneira como usa o prazer oferecido pelos alimentos para amortecer as pequenas e grandes decepções da vida.

Isso demonstra a complexidade do assunto e explica por que tantas pessoas no passado fracassaram e por que as dietas fracassam.

Lutar contra uma força tão poderosa e arcaica como a necessidade de comer — força quase animal que vem das profundezas, indomável e que derruba todos os argumentos racionais — não pode evidentemente se basear na simples aprendizagem racional de noções de nutrição, por mais inteligente que seja, e na esperança de autocontrole do próprio obeso.

Para ter alguma chance de se opor à violência deste instinto, é preciso combatê-lo no próprio terreno, com os meios, a linguagem e os argumentos provenientes do mesmo registro instintivo.

O medo da doença, a necessidade de pertencer ao grupo e de se conformar aos padrões ambientais dependem desse registro e são hoje as únicas defesas instintivas capazes de motivar e mobilizar o obeso, mas que desaparecem assim que ocorre o primeiro emagrecimento, tão logo surge a melhora da imagem, assim que as roupas ficam menos apertadas e que a falta de ar para subir as escadas diminui. Mas, principalmente, para que uma dieta, ou melhor, um plano global, tenha alguma chance de ser adotado e seguido pelo obeso, deve utilizar outra mola instintiva: o argumento da autoridade.

Assim, este deve ser formulado por uma autoridade externa ao obeso, por uma vontade que substitua a sua e que se exprima em forma de regras precisas, que não dêem lugar a qualquer interpretação e não possam ser negociadas e, principalmente, que sejam mantidas de maneira aceitável para conservar os resultados obtidos.

Arquitetei o Plano Protal baseado na eficácia da alternância de proteínas, ajustando-o, ao longo dos anos, ao perfil específico do obeso, oferecendo uma rede de regras sem falhas que canaliza e utiliza sua natureza exagerada e passional, seu heroísmo e seu entusiasmo iniciais, além de amenizar sua inconstância diante do esforço exigido pela dieta.

Compreendi que uma dieta única não poderia sozinha funcionar para um trabalho tão complexo e então montei um plano em que se sucedem, formando um todo coerente, quatro dietas que se revezam sem nunca deixar por um instante sequer a pessoa obesa abandonada à sua fraqueza e tentação.

Chegou o momento de descrever na prática cotidiana a aplicação deste plano formado por quatro etapas.

# Período de ataque: o regime das proteínas puras

Quaisquer que sejam as modalidades, o tempo de duração e sua indicação, o Plano Protal sempre se inicia pela dieta das proteínas puras, dieta extremamente específica que utilizo para criar um desencadear psicológico e um efeito de surpresa metabólica, que, juntos, levam à primeira e decisiva queda de peso.

Agora, passarei em revista e detalhadamente todos os alimentos que você poderá comer nessa primeira fase. Além dessa descrição, darei inúmeros conselhos destinados a facilitar sua escolha.

Quanto tempo deve durar essa primeira etapa relâmpago para assegurar seu papel de abertura e para desencadear o processo? Não há resposta padrão para essa pergunta de importância primordial. O período é adaptado a cada caso. Depende principalmente do peso a perder, mas também da idade, do número de dietas empreendidas no passado, da importância da motivação, das afinidades com os alimentos proteinados.

Indicarei também com precisão os resultados que se pode esperar dessa dieta de ataque, mas que dependem da perfeita observância da dieta e da escolha adequada do tempo em que ela deverá ser seguida.

Finalmente, tratarei das diversas reações passíveis de ocorrer durante a primeira fase.

## Os alimentos autorizados

*Durante esse período, que pode variar entre um e dez dias, você poderá se alimentar com as oito categorias de alimentos mencionadas a seguir. Essas oito categorias podem ser consumidas na quantidade que você bem entender, sem qualquer limite e a qualquer hora do dia. Você também poderá misturar esses alimentos entre si.*

Você poderá escolher os de sua preferência sem tocar nos outros, ou, num caso-limite, comer alimentos de uma só categoria durante uma refeição ou por todo o dia.

O fundamental é se ater a esta lista, sabendo que prescrevo essa dieta há anos e que não esqueci nada.

Saiba ainda que qualquer desvio, por menor que seja, tem o mesmo efeito que espetar uma agulha num balão.

O desvio aparentemente inofensivo fará você perder o benefício da preciosa liberdade de comer de modo ilimitado.

Por uma bagatela de qualitativo, você terá perdido o acesso ao quantitativo e será obrigado ao longo do dia a calcular as calorias e limitar o consumo de alimentos.

*Em resumo: a palavra de ordem é simples e inegociável; tudo o que está mencionado na lista a seguir pode ser consumido; esqueça o que não está na lista, pelo menos no momento, e saiba que num futuro próximo todos os alimentos voltarão a ser permitidos.*

## Primeira categoria: as carnes magras

- Carne bovina: todos os cortes que podem ser grelhados ou assados são autorizados: o bife, o rosbife, o contrafilé; evitar as costelas, as partes muito tenras.
- Vitela: o escalope e os cortes que possam ser assados. A costela é autorizada, contanto que se descarte toda a gordura que a envolve.
- Carne de porco, de ovelha ou de carneiro são proibidas nessa fase da dieta, que deve ser tão pura quanto eficaz.
- Carne de cavalo: todos os cortes são permitidos, com exceção do peito. O cavalo possui carne saudável e muito magra; quem a aprecia pode consumi-la sem medo. Mas o ideal é fazê-la no almoço, pois é uma carne bem forte, cujo consumo em hora mais tardia pode atrapalhar o sono.

O preparo destas carnes deve ser feito da maneira que mais lhe convém, mas sem usar gordura, manteiga, óleo ou creme.

Aconselha-se grelhar as carnes, mas elas também podem ser assadas no forno ou preparadas embrulhadas em papel-alumínio ou até mesmo fervidas.

O grau de cozimento depende do gosto de cada um, mas é preciso ter em mente que o cozimento desengordura progressivamente a carne, aproximando-a do ideal da proteína pura, que é o objetivo desta dieta.

Autoriza-se a carne crua, mas o preparo de *carpaccio* ou de *steak tartare* deverá ser feito sem óleo.

Aconselha-se a carne moída cozida para quem se cansa dos cortes de carne ou prefere um hambúrguer, misturada com um ovo (para dar liga), ervas, alcaparras e assada no forno.

Autoriza-se o rosbife, mas seu teor de gordura não pode ultrapassar os 10% ou 15%, já muito gordurosos para a fase de ataque. Lembro mais uma vez que as quantidades são ilimitadas.

### *Segunda categoria: os miúdos*

Nesta categoria, só são permitidos o fígado e a língua: fígado de vitela, de boi ou de frango.

As línguas de vitela e de carneiro, pouco gordurosas, são autorizadas. Para o boi, deve-se consumir apenas a metade anterior da língua, principalmente a ponta, que é a região mais magra, e evitar a parte posterior, muito gordurosa.

No que diz respeito ao fígado, o interesse desse alimento está em seu alto teor de vitaminas, muito útil durante uma dieta de emagrecimento. Entretanto, devido ao elevado índice de colesterol, está excluído das dietas daqueles que correm o risco de ter alguma doença cardiovascular.

### *Terceira categoria: os peixes*

No caso dessa categoria de alimentos, não há qualquer restrição ou limitação. Todos os peixes são permitidos, sejam gordurosos ou magros, de carne branca ou não, frescos ou congelados, em conserva (mas não no óleo) ou ao natural, defumados ou secos.

- Todos os peixes gordurosos são permitidos, incluindo a sardinha, o atum, o salmão, o pintado.
- Todos os peixes brancos e magros também são permitidos, como, por exemplo, o cação, o linguado, a truta, o badejo, a pescada-branca, a pescada-amarela, a anchova, o congro, o namorado, o robalo, etc.
- O peixe defumado também é permitido — até mesmo o salmão defumado, que, apesar de gorduroso, não o é mais do que um bife com 10% de gordura. O mesmo vale para o hadoque ou a truta.

- O peixe em conserva, muito útil para uma rápida refeição ou mesmo em caso de imprevisto, pode ser consumido se a conserva for ao natural, como no caso do atum.
- Finalmente, o surumi (ou kanikama), novo preparado feito com peixe branco bem magro e aromatizado com molho de siri e ligeiramente adocicado, é permitido, pois é um alimento muito prático, sem cheiro, fácil de transportar, não necessitando de qualquer preparo ou cozimento e podendo ser consumido quando se tem vontade de beliscar a qualquer hora do dia.

O peixe deve ser preparado sem o acréscimo de qualquer gordura, mas temperado com limão e ervas, assado ou grelhado no forno com ervas e limão, mas sobretudo no vapor ou, ainda melhor, envolto em papel-alumínio para conservar a integridade dos líquidos do cozimento.

## *Quarta categoria: os frutos do mar*

Nessa categoria de alimentos, incluo todos os crustáceos e todos os moluscos.

- Camarões-cinza ou rosa, pitus, siris, lagostas, lagostins, lulas, ostras e mariscos.

Deve-se pensar neles, pois diversificam a alimentação e podem dar um ar de festa à dieta. Também têm grande poder de saciedade.

## *Quinta categoria: as aves e outras carnes brancas*

São permitidas todas as aves, com exceção do pato e do ganso, mas com a condição expressa de que sejam consumidas sem pele.

- O frango é a ave mais comum e a mais utilizada durante a fase da dieta de proteínas puras. São autorizados todos os pedaços, com exceção da parte externa da asa, inseparável da pele e muito gordurosa. Entretanto, é preciso não esquecer que a quantidade de gordura varia conforme o pedaço de frango: o peito é o pedaço mais magro, a seguir vem a coxa e, por último, a asa. Quanto mais jovem for o frango, melhor.
- O peru, preparado de todas as maneiras: o filé grelhado ou a coxa assada no forno. Também é permitido o consumo de galinha, galinha-d'angola, as carnes de caça como perdiz, faisão, etc.

- O coelho é uma carne magra que pode ser consumida assada ou cozida com mostarda ou queijo branco magro.

## Sexta categoria: os presuntos e embutidos light

É possível encontrar em grandes supermercados presunto *light*, mas também peito de peru defumado e outros embutidos cujo teor de gordura varia de 2% a 4%, valor bem menos significativo do que o dos peixes e das carnes magras. Seu consumo não só é autorizado, mas aconselhado, por ser um produto de extrema disponibilidade e fácil de preparar.

Apresentados em invólucros transparentes, a vácuo, limpos, sem odor, são fáceis de transportar e versáteis para um almoço rápido.

Além disso, embora o sabor não se assemelhe ao do verdadeiro presunto e de outros embutidos, seu valor nutricional é comparável. Lembre-se de que os embutidos comuns não são permitidos e, menos ainda, os presuntos crus ou defumados.

## Sétima categoria: os ovos

Os ovos podem ser consumidos duros, quentes, mexidos, em omelete ou fritos em uma frigideira antiaderente sem óleo nem manteiga.

Para tornar seu consumo mais sofisticado e menos monótono, pode-se acrescentar camarões ou até siri esmigalhado. Também é possível prepará-los em omelete com cebola picadinha, como as tortilhas espanholas, ou com ervas.

Numa dieta onde os alimentos permitidos podem ser consumidos sem limitações quantitativas, os ovos podem acarretar dois problemas: um ligado ao alto teor de colesterol e outro, à intolerância.

Os ovos têm, de fato, alto teor de colesterol, e o consumo excessivo deve ser evitado pelas pessoas com índice elevado de colesterol no sangue. Neste caso, é aconselhável utilizar no máximo três ou quatro gemas por semana, mas a clara, proteína pura, pode ser consumida à vontade. Vale a pena, neste caso, preparar omeletes e ovos mexidos com uma gema para cada duas claras.

No que diz respeito à intolerância aos ovos, há realmente pessoas alérgicas à gema, mas a ocorrência desse tipo de intolerância é raríssima, e seus portadores sabem perfeitamente o que devem evitar comer.

Bem mais freqüente é a má digestão dos ovos, erroneamente atribuída à fragilidade do fígado. Descartando os ovos de má qualidade ou aqueles que não estejam frescos, o que o fígado não tolera não é o ovo, mas a manteiga na qual ele foi preparado.

Assim, caso você não seja alérgico e os prepare sem gordura, pode consumir sem perigo um ou dois ovos por dia, durante o breve período desta dieta de ataque.

### *Oitava categoria: laticínios magros (iogurtes, queijos brancos com 0% de gordura)*

Esses alimentos concebidos para facilitar uma alimentação voltada para o emagrecimento são laticínios autênticos, parecidos com os queijos brancos e iogurtes tradicionais, mas livres de gordura. Como a transformação do leite em queijo é responsável pela eliminação da lactose (o único açúcar que existe no leite), o laticínio magro contém, por assim dizer, apenas proteínas, o que lhe confere lugar primordial nessa dieta de ataque que defende a pureza protéica.

Há alguns anos, produtores de laticínios colocaram no mercado iogurtes magros adoçados com aspartame e aromatizados ou enriquecidos com polpa de frutas. Se o aspartame e os aromas apenas dão sabor e não têm valor calórico, as frutas possuem pequena quantidade de glicídios indesejáveis. Entretanto, esse inconveniente é amplamente compensado, porque esses alimentos gratificantes oferecem uma oportunidade de comer uma sobremesa, e isso melhora a continuidade desta dieta tão peculiar.

Portanto, os laticínios edulcorados são permitidos, contanto que no rótulo esteja escrito 0% de gordura, porque existem iogurtes com leite integral, muito mais ricos, gordurosos e adocicados, totalmente banidos dessa dieta.

Esses iogurtes adoçados artificialmente são permitidos em quantidade moderada (dois por dia), mas aqueles que procuram um deslanchar relâmpago devem evitá-los durante a fase de ataque.

### *Nona categoria: um litro e meio de líquido por dia*

De todas as categorias supracitadas, esta é a única obrigatória, as demais são facultativas e dependem da vontade de cada um. Como já disse, e corro o risco de ser repetitivo, essa quantidade diária de líquido é indispensável e inegociável. Sem essa drenagem intensa, o emagrecimento, mesmo bem conduzido, cessará, e os detritos provenientes da combustão das gorduras se acumularão de tal forma que a queima parará.

É permitido o consumo de todas as águas, principalmente das minerais naturais. Caso você não seja um aficionado de água natural, beba água mineral com gás, mas tome cuidado e evite as salgadas demais.

Se você não gosta de bebidas frescas, saiba que café, chá e demais infusões são permitidas e estão incluídas no cômputo do litro e meio a ser ingerido.

Finalmente, as bebidas dietéticas ou *light*, como a Coca Cola ou qualquer outra que ofereça uma caloria por copo, são autorizadas em todas as etapas do Plano Protal.

Os nutricionistas divergem sobre o interesse desses refrigerantes adoçados com aspartame. Alguns afirmam que seu efeito enganador é detectado e compensado pelo organismo. Outros dizem que seu consumo responde ao desejo de açúcar.

Na minha opinião, a prática ensinou-me que a abstinência, por mais prolongada que seja, não faz jamais desaparecer o gosto e a necessidade de açúcar. Não vejo, portanto, motivo para privar meus pacientes deste sabor desprovido de calorias. Por outro lado, notei que a utilização dessas bebidas facilita enormemente a aderência à dieta, e que o sabor forte e adocicado, a cor e o borbulhar conferem ao refrigerante qualidade festiva, transformando-o em alimento gratificante, de forte ação sensorial, que acalma a vontade "de outra coisa", tão freqüente naqueles que gostam de beliscar e estão de dieta.

## Os adjuvantes

- O leite desnatado, em embalagem longa vida ou em pó, é permitido para melhorar o sabor ou a consistência do café ou do chá e pode ser usado no preparo de molhos, pudins e outros pratos.
- O açúcar é proibido, mas o aspartame, o adoçante artificial mais conhecido e utilizado no mundo, é permitido sem qualquer restrição, até mesmo para as grávidas, o que demonstra que é inócuo.
- O vinagre, os temperos, as ervas, o alho, a cebola, a cebolinha, a salsa, o coentro, etc., bem como todas as especiarias, não são apenas permitidos como aconselháveis. Seu uso permite enriquecer o sabor dos alimentos e aumentar seu valor sensorial, isto é, levar todas as sensações orais pelos centros nervosos, o que provoca sensação de saciedade e aumenta o poder de satisfação.

- As cebolas e os pepinos em conserva são autorizados se forem utilizados como condimento, mas não podem ser adotados na dieta de proteína pura se as quantidades forem de tal ordem que passem a ser consideradas verduras.
- O limão pode ser utilizado para temperar peixes e frutos do mar, mas não pode ser consumido espremido como limonada, mesmo sem açúcar, pois, se assim ocorrer, deixará de ser considerado tempero e passará à categoria de fruta, claro que ácida, mas incompatível com a dieta das proteínas puras.
- O sal e a mostarda são permitidos em quantidade moderada, principalmente no caso das pessoas com tendência a retenção de líquido, de adolescentes com menstruação irregular e na mulher na pré-menopausa ou durante o início do tratamento de reposição hormonal. Para os inveterados amantes desses sabores, há no mercado mostardas sem sal e sais dietéticos com baixo teor de sódio.
- O ketchup comum é proibido, porque possui muito açúcar e muito sal, mas já há no mercado ketchup sem açúcar, que pode ser usado em quantidade moderada.
- Os chicletes podem ser úteis durante a dieta, para quem gosta de beliscar. Entretanto, só aqueles adoçados unicamente com aspartame são permitidos. Os edulcorados com sorbitol, açúcar cuja penetração é mais lenta que a sacarose, estão proibidos.
- Todos os óleos estão proibidos. Embora o azeite de oliva possua ótima reputação por ser bom para o coração e para as artérias, não deixa de ser um óleo com lipídios de pura gordura e está banido dessa dieta de proteína pura. Por outro lado, os óleos minerais encontrados em farmácias são permitidos para o preparo de vinagretes, mas não para a cocção. É possível utilizá-los em pequenas quantidades, mas misturando-os com água mineral natural, porque são um poderoso lubrificante e há o risco de grave aceleração do trânsito intestinal.

- Afora esses adjuvantes e as oito grandes categorias descritas, nada mais.
- Todo o restante que não foi mencionado nessa lista é proibido durante o tempo relativamente curto dessa dieta de ataque.
- Concentre-se no que está autorizado e esqueça o resto.
- Varie a alimentação. Tire o máximo proveito desses alimentos na ordem que quiser.
- Tente variar a alimentação e não se esqueça de que os alimentos autorizados nesta lista são verdadeira e totalmente seus.

## Alguns conselhos gerais

### *Coma sempre que quiser*

E não se esqueça de que o segredo desta dieta está em comer muito e antes que a fome apareça, para evitar sucumbir diante de um alimento tentador e ausente da lista.

### *Nunca salte uma refeição*

É um erro grave que, embora muitas vezes bem-intencionado, acaba por desestabilizar a dieta. A economia feita durante uma refeição não só é compensada pela ingestão superior na refeição seguinte como se inverte, uma vez que o organismo intensificará o proveito e extrairá dela até a última caloria. Além disso, a fome contida e atiçada se voltará para alimentos mais gratificantes, obrigando a pessoa a uma maior força de vontade para resistir — e essa solicitação mais contundente poderá minar as melhores motivações.

### *Beba toda vez que comer*

Por motivos desconhecidos, persiste na mente das pessoas um costume dos anos 1970 que aconselhava a não beber durante as refeições. Esse hábito, que não é interessante para a maioria dos mortais, pode ser nocivo para quem segue uma dieta, principalmente se esta for de proteínas puras. Ao negligenciar o consumo de água durante as refeições, a pessoa corre o risco de esquecer de beber. Além disso, beber durante as refeições aumenta o conteúdo gástrico e produz sensação de saciedade, de empanzinamento. Por fim, a água dilui os alimentos, retarda sua absorção e aumenta o tempo de saciedade.

## Nunca fique sem os alimentos necessários à sua dieta

Tenha sempre à mão ou na geladeira ampla quantidade das oito categorias de alimentos necessárias à sua dieta. Leve-os quando sair de casa, pois a maioria dos alimentos protéicos necessita de preparo e, ao contrário dos lipídios e glicídios, não se conserva tão bem e não é facilmente encontrada como biscoitos e chocolates.

## Antes de comer um alimento, certifique-se de que ele está na lista

Para ter certeza, conserve a lista à mão na primeira semana. Ela é simples e resume-se a: carnes magras e miúdos, peixes e frutos do mar, aves, presuntos e ovos, laticínios e água.

## O café-da-manhã

O café-da-manhã é muitas vezes objeto de dúvidas, pois a maioria dos latinos, ao contrário dos anglo-saxões, está habituada a evitar alimentos protéicos no desjejum. Essa refeição, entretanto, não escapa à lógica da proteína pura. Café ou chá, adoçado ou não com aspartame, pode ser servido com um pouco de leite desnatado, bem como acompanhado de um ovo quente, uma fatia de peito de peru ou de presunto *light*, o que, do ponto de vista nutricional, satisfaz bem mais do que um pãozinho, ou flocos de cereais, ou ainda achocolatados, e garante muito mais energia.

Para os aficionados de cereais, os que têm problemas de constipação, os famintos e os resistentes às dietas, preparei uma receita de panqueca que pode fazer parte das dietas das proteínas.

Essa panqueca é feita com uma mistura de uma colher de farelo de trigo, duas colheres de farelo de aveia, uma clara ou um ovo inteiro, conforme o apetite ou a taxa de colesterol no sangue, e uma colher de sopa de queijo branco magro. Misturar tudo e colocar em uma frigideira antiaderente. Esse preparo fica a meio caminho entre uma panqueca e um blini e está repleto de fibras solúveis. Trabalhos recentes comprovam que essas fibras, ao serem impregnadas de água, formam uma massa de gel no tubo digestivo, prendendo os nutrientes e as calorias, eliminados a seguir pelas fezes. Apesar da imensa importância dessas fibras, não é aconselhável consumi-las mais de uma vez por dia, para não atrapalhar a dieta das proteínas puras.

### *No restaurante*

É um dos locais onde é mais fácil seguir a dieta das proteínas. Após uma entrada como, por exemplo, uma fatia de salmão defumado ou frutos do mar, a escolha é ampla entre uma carne, um filé de peixe, um peito de frango ou uma costeleta de vitela — qualquer um deles grelhado. A dificuldade surge depois para o guloso ou aficionado por doces, que corre o risco de ficar tentado. A melhor solução é pedir um café e repetir a dose, caso a conversa se prolongue. Alguns restaurantes já têm no cardápio sobremesa *light*. Se não for o caso, tenha à mão algum iogurte desnatado e com frutas, que lhe permitirá encerrar a refeição com uma sobremesa cremosa.

## Duração da dieta de ataque

### *Uma escolha decisiva*

É uma das decisões mais importantes do Plano Protal, uma vez que esse ataque relâmpago pelas proteínas puras funciona como motor de partida que dá o primeiro impulso e serve de molde inicial às outras três dietas, até que se chegue à estabilização definitiva.

Além disso, as proteínas são alimentos de grande densidade e permanecem por bom tempo no sistema digestivo, desencadeando a sensação de satisfação. E mais importante: a metabolização das proteínas produz corpos cetônicos, famosos por proporcionar sensação de saciedade. Essas duas propriedades permitem às proteínas puras se opor aos comportamentos compulsivos e estabelecer certa ordem nas alimentações desequilibradas.

Finalmente, graças à extrema eficácia, essa dieta proporciona resultados imediatos e palpáveis, que deixam os pacientes eufóricos e reforçam a vontade de prosseguir.

Portanto, é importante o êxito nessa primeira etapa, e, para isso, é necessário determinar com precisão sua duração.

### *A duração média da dieta de ataque é de cinco dias*

Esse é o tempo para alcançar os melhores resultados sem desenvolver resistência metabólica ou se cansar da dieta. É também o período que mais convém às perdas de peso mais comuns, situadas entre 10 e 20 quilos.

### *Para objetivos menos ambiciosos e inferiores a 10 quilos*

A melhor solução é um período de ataque de três dias, que permite passar sem esforço para a fase da alternância de proteínas.

### *Para perdas inferiores a 5 quilos*

Quando se procura evitar um deslanchar muito rápido, um só dia é suficiente. Esse primeiro dia de abertura permite uma ruptura que surpreende o organismo e permite perda de peso espantosa e suficientemente encorajadora para iniciar a dieta.

### *Para perdas de peso maiores*

Em determinados casos, quando se procura perda de peso acima de 20 quilos, ou se há extrema motivação, ou ainda quando foram seguidas muitas dietas que sempre fracassaram, esta fase pode, após consulta médica, ser prolongada por sete dias, ou até dez, contanto que a pessoa beba muita água.

## Reações do organismo durante a dieta das proteínas puras

### *O efeito surpresa e a necessidade de adaptar-se a uma nova alimentação*

O primeiro dia dessa dieta de ataque é de adaptação e luta. Evidente que a dieta permite numerosas categorias de alimentos saborosos e comuns, mas proíbe outros tantos que o obeso costuma comer e nem sempre percebe quanto e quando consome.

A melhor maneira de remediar essa sensação de restrição que pode atingir os menos motivados é aproveitar todas as possibilidades dessa dieta, que permite comer "à vontade" alimentos densos e preciosos, como a carne de boi ou de vitela, todo tipo de peixe, incluindo salmão defumado, atum em lata, hadoque, surimi, ostras e lagostas, sem falar dos ovos mexidos, um leque infinito de laticínios desnatados, presunto *light*, sem esquecer os pudins preparados com leite desnatado. No primeiro dia, coma mais. Substitua as qualidades pelas quantidades. E, principalmente, organize-se para ter à mão "todos" os alimentos indispensáveis e autorizados na despensa ou na geladeira.

Além disso, bebendo mais, você terá a sensação de estar "ocupado" e se sentirá saciado mais rápido. Urinará muito, porque, não tendo o hábito de beber tanto, seus rins serão obrigados a abrir as comportas e eliminar esse líquido.

Essa drenagem secará os tecidos que na mulher costumam reter água, como as coxas, os tornozelos, os dedos da mão e o rosto.

Logo na manhã seguinte, pese-se e terá uma grata surpresa diante dos primeiros resultados.

> *Pese-se com freqüência, principalmente nos três primeiros dias. De hora em hora, pode haver novidades. Aliás, conserve o hábito de se pesar diariamente, pois se a balança é inimiga de quem engorda é amiga e a justa recompensa de quem emagrece. Toda perda de peso, por mínima que seja, é o melhor estimulante.*
>
> *Nos dois primeiros dias, pode ocorrer ligeira fadiga, com menos resistência diante de qualquer esforço prolongado.*

Nessa fase o corpo queima gordura sem contar nem resistir. Portanto, não é o momento de impor a ele desgastes exagerados. Durante esse período, evite exercícios violentos e esportes competitivos, principalmente o esqui. Mas não abra mão da ginástica, da corrida ou da natação, se costuma praticar uma dessas atividades.

A partir do terceiro dia, o cansaço cessa e é substituído por sensações de euforia e de dinamismo que reforçam ainda mais os resultados encorajadores da balança.

## *Hálito desagradável e a impressão de boca seca*

Os sintomas não são específicos desta dieta de proteínas, mas ocorrem em todas as dietas de emagrecimento e aqui serão mais marcantes, porque a dieta é mais rápida. Significam que você está emagrecendo e deve ficar feliz com esses sinais de sucesso. Beba mais para atenuá-los.

## Após o terceiro dia, a fome desaparece

Esse desaparecimento surpreendente está ligado à liberação dos famosos corpos cetônicos, os mais poderosos inibidores naturais da fome. Para os que não apreciam carnes nem peixes, logo surge um enfado, e a monotonia tem efeito marcante na diminuição do apetite. As manias e compulsões por doces desaparecem totalmente. A quantidade de proteínas, bem grande no início da dieta, diminui progressivamente.

## Após o quarto dia, surge a constipação

Ela é mais grave nas pessoas com predisposição e entre as que não bebem água o suficiente. Para as demais, as fezes serão em menor quantidade, mas não chega a ser uma constipação. Trata-se apenas de uma redução dos detritos, pois os alimentos protéicos têm poucas fibras, e aqueles que fornecem fibras, como as frutas e as verduras, estão banidos nesta fase. Se essa redução do volume de fezes preocupar, compre farelo de trigo e coloque-o nos iogurtes para dar um sabor de cereal ou então o cozinhe como panqueca, juntando farelo de trigo e de aveia, ovo e queijo branco. Se não bastar, tome ao final da principal refeição uma colher de óleo mineral de parafina. E, principalmente, beba bastante água, porque, além de ajudar a urinar, a água hidrata e amolece as fezes, melhorando o resultado das contrações e o trânsito intestinal.

## Vitaminas são necessárias?

Aconselho a tomar vitaminas, mas não é obrigatório quando a dieta inicial é curta — de três a cinco dias. Em contrapartida, se a dieta de alternância se estender por um longo período, será importante associar uma dose cotidiana de suplementos polivitamínicos, evitando-se grandes doses, uma vez que o acúmulo de vitaminas pode ser tóxico.

Na prática, é preferível e mais útil consumir alimentos repletos de vitaminas — fígado de vitela duas vezes por semana, uma colher de levedura de cerveja toda manhã e saladas com alface, pimentão cru, tomate, cenouras e escarolas, quando tais alimentos forem autorizados.

## Que resultados esperar dessa dieta de ataque?

### *Fatores gerais de resistência ou facilitadores*

A perda de peso ocorrida na dieta das proteínas puras é, por um curto período, a mais importante que se pode esperar de uma dieta à base de alimentos e é análoga à perda obtida por preparados em pó ou mesmo por um jejum completo.

Entretanto, essa perda depende da importância do peso existente no início. É claro que o corpo de um obeso com mais de 100 quilos abrirá mais facilmente mão dos primeiros quilos do que o de uma moça que tenta perder as últimas reservas antes das férias.

### *Para um ataque de cinco dias de proteínas puras*

Neste caso, que é o mais comum e o mais eficaz, a perda de peso costuma ser de 2 a 3 quilos. Mas essa perda pode chegar a 4 ou 5 quilos em pessoas obesas, principalmente nos homens ativos, e, no pior dos casos, ser de apenas 1 quilo na mulher que está na menopausa ou no início do tratamento de reposição hormonal, sujeita a reter líquidos e a apresentar edemas.

É preciso também levar em consideração que, durante os três ou quatro dias que antecedem a menstruação, o corpo da mulher costuma reter água. Essa retenção reduz a eliminação dos detritos, paralisa a combustão das gorduras, diminui momentaneamente a eficácia dessa dieta e mantém o peso.

É importante saber que a perda de peso não é interrompida, mas camuflada pela retenção de líquidos, e reaparecerá a partir do segundo ou terceiro dia do início da menstruação.

Esse patamar, quando não é entendido nem interpretado, pode deixar muitas mulheres desesperadas, pois acreditam que o esforço a que se submeteram não foi recompensado, e isso as incita a abandonar a dieta. É aconselhável esperar o fim da menstruação para tomar tal decisão, porque assim que a água é eliminada, a maré baixa após a maré alta pré-menstrual, e não é raro verificar que o ponteiro da balança cai vertiginosamente (1 ou 2 quilos) depois de uma noite em que a mulher urina muitas vezes.

### *Quando o período de ataque é de três dias*

Nesse caso, a perda de peso é menor e se situa entre 1 e 2,5 quilos.

### *No caso de uma dieta de um só dia*

A perda habitual chega a um quilo porque o efeito surpresa é maximizado no primeiro dia.

## Resumo da dieta de ataque

Nesse período, cuja duração pode variar de um a dez dias, você terá direito a consumir oito categorias de alimentos.

Dessas oito categorias, poderá comer o tanto que quiser, o que lhe convier, sem nenhuma restrição, a qualquer hora do dia.

Terá também a liberdade de misturar esses alimentos entre si.

A palavra de ordem é simples e inegociável: tudo o que está mencionado na lista que se segue é seu, totalmente seu, e tudo o que não está não é seu. Esqueça por enquanto e saiba que, num futuro próximo, todos os alimentos voltarão a fazer parte da sua vida.

- Carnes magras: vitela, boi, grelhadas ou assadas e sem qualquer gordura.
- Miúdos: fígado, rins, língua de vitela e a ponta da língua do boi.
- Todos os peixes, gordurosos, magros, brancos ou não, crus ou cozidos.
- Todos os frutos do mar (conchas e crustáceos).
- Carnes brancas, como aves (com exceção do ganso e do pato) e coelho.
- Presuntos magros, peito de peru, embutidos *light*.
- Ovos.
- Laticínios magros.
- Água não salgada.
- Adjuvantes: café, chá, infusões, vinagres, temperos, ervas, especiarias, pepino em conserva (para temperar), limão (mas não em bebida), sal e mostarda (com moderação).

Fora esses adjuvantes e as oito grandes categorias descritas, nada mais.

Todo o resto, o que não está expressamente mencionado nessa lista, é proibido durante o tempo relativamente curto dessa dieta de ataque.

Concentre-se no que é permitido e esqueça o resto.

Varie sua alimentação, ataque esses alimentos na ordem que bem entender e não se esqueça de que os alimentos autorizados e mencionados nessa lista são verdadeira e totalmente seus.

## Período intermediário: dieta de alternância

Ao final da dieta de ataque do Plano Protal, começa a fase da dieta de alternância, dieta intermediária que deve durar até a obtenção do peso desejado.

Nesta fase, duas dietas se intercalam: a das proteínas + verduras e a das proteínas puras, e ambas se alternam até a obtenção do peso desejado.

Acabamos de descrever detalhadamente a dieta das proteínas puras. Agora, examinaremos a dieta das proteínas + verduras.

Neste caso também, como no período de ataque, o ritmo das alternâncias dessas duas dietas não é uniforme, mas adaptado a cada situação e a cada caso, conforme as modalidades que descreverei neste capítulo. O modelo mais freqüente e eficaz é o de cinco dias com verduras seguido de cinco dias sem verduras.

Ao terminar a dieta de ataque, à base apenas de proteínas, há uma categoria de alimentos cuja falta se faz sentir particularmente: os legumes verdes e crus, o que vem a calhar, pois é este o momento de introduzi-los.

Para esclarecer perfeitamente, tudo o que é permitido na dieta das proteínas puras continua permitido com a mesma liberdade em relação a horários, quantidades e misturas. Não cometa o erro, às vezes freqüente, de se alimentar só com verduras, suprimindo as proteínas.

## Vegetais permitidos e vegetais proibidos

A partir de agora, além dos alimentos protéicos, você terá direito a todos os vegetais crus ou cozidos, e também sem restrição de quantidade, de horário ou de mistura. Então, estão permitidos: tomate, pepino, rabanete, espinafre, aspargo, alho-poró, vagem, repolho, cogumelo, aipo, erva-doce, todas as alfaces, escarola, acelga, berinjela, abobrinha, pimentão e até cenoura e beterraba, contanto que as duas últimas não sejam consumidas em todas as refeições.

Estão proibidos: batata, arroz, milho, ervilha seca ou fresca, grão-de-bico, favas, lentilhas, todos os tipos de feijão. Sem esquecer o abacate, que é uma fruta oleaginosa e muito gordurosa.

A alcachofra é também proibida porque não pode ser consumida com a mesma liberdade quantitativa dos outros vegetais.

## Como preparar os vegetais?

### *Crus*

Para aqueles cujo intestino tolera os vegetais crus, essa é a melhor maneira de comê-los, aproveitando o seu frescor e evitando a cocção, que acarreta a perda de boa parte das vitaminas.

***O problema do tempero***

Sob uma aparência inocente, o ato de temperar causa problemas importantes nas dietas de emagrecimento. De fato, para muitas pessoas, saladas formam a base de uma alimentação de regime, pouco calórica, rica em fibras e vitaminas. O que é correto, mas não se deve esquecer que os vinagretes que acompanham as saladas acabam radicalmente com esse belo conjunto de qualidades. Para dar um simples exemplo, em uma saladeira comum com duas alfaces e duas colheres de óleo, há 20 calorias na salada e 280 calorias no óleo, invasão insidiosa que explica o fracasso de tantas dietas baseadas em saladas completas em que se esquece de calcular o valor calórico dos molhos.

É preciso também deixar claro que o mítico azeite de oliva, símbolo da civilização mediterrânea e reputado como o óleo de referência na prevenção de doenças cardiovasculares, tem o mesmo número de calorias que os demais óleos encontrados no mercado.

Por todos esses motivos, durante a fase de emagrecimento do Plano Protal, é fundamental evitar preparar os vegetais crus ou cozidos com qualquer molho que contenha algum óleo de mesa.

***1. O vinagrete com óleo mineral***

É o melhor substituto, contanto que não se tenham idéias preconcebidas ou problemas de diarréia crônica.

O óleo mineral de parafina (encontrado em farmácias) apresenta duas importantes vantagens: não contém qualquer caloria e é um ótimo lubrificante, facilitando o trânsito intestinal. E desconsidere qualquer rumor que possa vir a escutar sobre esse óleo, porque seu uso, mesmo prolongado, não oferece nenhum problema. O único inconveniente é que, em dose muito elevada, poderá causar algum vazamento que manchará suas roupas íntimas.

Para evitar esse tipo de inconveniente e dar certa leveza, prepare o vinagrete da seguinte maneira:

- Uma dose de óleo mineral
- Uma dose de água mineral gasosa
- Uma dose de mostarda
- Uma dose ou duas de vinagre

A água mineral facilita a emulsão desse óleo. Escolha cuidadosamente um bom vinagre, um vinagre balsâmico, de caqui ou de maçã, que combina muito bem com esse tipo de molho, pois é ao mesmo tempo frutado e ácido.

*É fundamental saber que o vinagre é um condimento que desempenha papel importante em qualquer dieta de emagrecimento. Estudos comprovam que o homem tem a percepção de quatro sabores universais: o doce, o salgado, o amargo e o ácido, e que o vinagre é o único alimento que permite essa preciosa e rara sensação de acidez.*

Por outro lado, trabalhos recentes provaram a importância das sensações orais, da quantidade e da variedade dos sabores, sobre a sensação de saciedade.

*Hoje, sabemos que alguns condimentos fornecem sabores extremos, principalmente o cravo-da-índia, o gengibre, o anis-estrelado, o cardamomo; todos eles permitem o acúmulo de poderosas e penetrantes sensações, que têm o poder de atingir o hipotálamo, parte do cérebro responsável pela sensação de saciedade. Assim, é muito importante utilizar, se possível logo no início da refeição, todo um leque de condimentos e tentar se habituar a eles, no caso de não ser um apreciador incondicional de temperos fortes.*

***2. Molho de iogurte ou queijo cottage***

Para os que não gostam da idéia do óleo mineral, é possível preparar um vinagrete saboroso e natural com um laticínio magro.

Escolha um iogurte natural ou queijo *cottage*. Acrescente uma colher rasa de mostarda de Dijon e bata até que esteja bem encorpada. Acrescente uma gota de vinagre, sal, mostarda e ervas.

## Cozidos e como acompanhamento

É o momento de utilizar vagem, espinafre, alho-poró, repolho, cogumelo, escarola, erva-doce, aipo.

Esses vegetais podem ser cozidos na água, fervidos ou, muito melhor, cozidos no vapor para assim conservar suas vitaminas.

Também podem ser preparados no forno, cozidos no caldo de carne ou de peixe, como o peixe com erva-doce, o dourado ao tomate, a carne com repolho, etc.

Finalmente, o cozimento em papel-alumínio é o mais aconselhável, tanto do ponto de vista do sabor como do valor nutricional, com uma vantagem importante para o peixe, principalmente o salmão, que não resseca quando cozido juntamente com alho-poró ou com um purê de berinjela.

Incluir verduras depois do período da dieta das proteínas contribui para dar frescor e variedade ao regime de ataque inicial. Facilita e é mais agradável. É prático iniciar sua refeição com uma salada bem temperada, rica em cores e sabores, e à noite, no inverno, tomar uma sopa e depois comer uma carne ou um peixe cozido com verduras bem temperadas.

***Quantidade permitida de verduras***

Em princípio, a quantidade é ilimitada. Mas é aconselhável não ultrapassar os limites do bom senso na tentativa de desafiar essa ausência de proibição. Conheço pacientes que se sentam diante de uma imensa tigela cheia de salada e ficam beliscando sem ter fome, como se estivessem mascando chiclete. Cuidado com essa tentação, porque as verduras não são inofensivas; coma até se sentir saciado e só. Isso não muda em nada o princípio de não limitação quantitativa que é o cerne do Plano Protal. Qualquer que seja a quantidade ingerida, a perda de peso se manterá, mas em ritmo mais lento e por isso menos encorajador.

Por falar nisso, é preciso mencionar uma reação que ocorre com freqüência quando se passa da dieta de ataque das proteínas puras para a dieta melhorada com a introdução de vegetais.

Muitas vezes, o emagrecimento é espetacular durante a primeira fase, mas, assim que as verduras entram na alimentação, parece que a balança se fixa num determinado peso, não baixa e há até a ameaça de uma ligeira retomada. Não se preocupe, você não está no mau caminho. Mas o que está acontecendo, então?

Durante a fase de ataque, a refeição limitada aos alimentos protéicos desenvolve um poderoso efeito hidrófugo que não só acarreta a perda da gordura de reserva, mas faz a pessoa eliminar uma grande quantidade de água que estava havia muito estagnada no organismo. É essa soma de fatores que explica a importância da perda maciça que a balança indica. Porém, assim que os vegetais são acrescentados às proteínas, a água, artificialmente expulsa, retorna, o que explica essa estagnação súbita e incompreensível. A perda real de peso, a que está ligada a dissolução das gorduras, persiste, embora de forma reduzida, devido à inclusão das verduras, mas fica camuflada pelo retorno da água. Um pouco de paciência e, assim que voltar à dieta das proteínas puras, haverá novamente uma grande perda de água e você perceberá o peso que realmente perdeu.

Saiba, entretanto, que, durante esse período de dieta intermediária, que você seguirá até a obtenção do peso desejado, é sempre a fase das proteínas sem verduras que dá impulso à máquina e é a responsável pela eficácia geral. Não se espante ao notar que o seu peso despenca durante a fase das proteínas puras e permanece estacionário com o acréscimo de vegetais.

## Ritmo da alternância

A dieta de alternância, beneficiando-se do impulso e da velocidade adquirida e fornecida durante a dieta de ataque das proteínas puras, será a partir de agora a responsável por fazer seu organismo chegar ao peso desejado. Essa dieta ocupará a maior parte do Plano Protal.

A adjunção ritmada dos vegetais reduz enormemente o impacto das proteínas puras e dá ao conjunto dessa segunda dieta um ritmo sincopado, tanto na organização das refeições como na obtenção de resultados. De fato, a perda de peso irá, ao longo das semanas, se concentrar nos períodos de proteínas puras durante os quais o organismo não tem meios de resistir ao impacto desta dieta, mas a cada volta dos vegetais, o corpo retornará ao controle da situação. Assim, haverá pausas entrecortadas de acelerações; uma série de conquistas seguidas de repouso que conduzirão o organismo até o objetivo desejado.

Que ritmo deverá ter essa dieta de alternância?

- O mais eficaz é o que corresponde melhor ao perfil psicológico do obeso e é o de 5/5 dias: cinco dias de dieta de proteínas puras seguidos de cinco de proteínas associadas aos vegetais. Não é o mais fácil, todavia o obeso paradoxalmente aprecia a dificuldade, sobretudo se esta traz recompensas. E essa cadência é a que oferece o melhor desempenho.
- Uma outra solução é a cadência 1/1, um dia de proteínas puras alternando com um de vegetais. Essa alternância é a mais conveniente para a pessoa com sobrepeso moderado, inferior a 10 quilos, ou para as que têm espírito pouco perseverante. É também uma solução que se pode usar depois do ritmo 5/5, para fazer uma pausa e retomar o fôlego.
- Há ainda uma terceira solução e esta convém aos sobrepesos mínimos: é a cadência 2/7, que associa dois dias por semana de proteínas puras seguidos de cinco de proteínas com verduras.
- Uma variante do 2/7 é o 2/0, isto é, dois dias por semana de proteínas puras e cinco dias comuns sem dieta especial, mas sem exageros de qualquer tipo. É a cadência de dieta mais favorável às mulheres com celulite, com freqüência magras na parte superior do corpo — busto, peito, rosto — e com coxas e quadris largos. Essa dieta permite, principalmente se aliada a tratamento localizado (mesoterapia), obter melhores resultados localizados, poupando bastante a parte superior do corpo.

## Que perda de peso esperar?

Quando há um sobrepeso importante, da ordem de 20 quilos ou mais, é difícil determinar a perda a ser alcançada semanalmente, mas a experiência comprova que a perda média semanal é de aproximadamente um quilo.

Na primeira parte da dieta, a perda em geral é superior a um quilo, próxima de um quilo e meio no início do regime, o que permite perda de aproximadamente 10 quilos em menos de dois meses.

Passados os dois primeiros meses, ocorre uma inflexão da curva ponderal, devido a um processo metabólico de defesa que descreverei detalhadamente quando tratar da dieta de consolidação, terceira fase do Plano Protal. A curva estaciona durante certo tempo em torno de um quilo semanal e depois fica abaixo da barreira psicológica de um quilo, com alguns períodos de estagnação nos momentos de abandono ou, na mulher, durante o período pré-menstrual.

Assim, é preciso saber que o organismo aceita sem muita resistência a perda dos primeiros quilos. Mas reage quando a pilhagem de suas reservas torna-se mais ameaçadora.

Em teoria, este seria o momento de reforçar ainda mais a dieta. Porém, na prática, muitas vezes ocorre o inverso. Mesmo os que têm muita força de vontade acabam por sucumbir às tentações, por muito tempo postas de lado, e aos convites que se tornam irresistíveis. Mas a verdadeira ameaça não está aí. A perda dos 10 primeiros quilos acarreta melhora do estado geral da pessoa, a silhueta e a flexibilidade voltam, a falta de ar desaparece, as roupas voltam a caber, todos notam e elogiam.

Esses fatores se unem e, com a ajuda da desculpa clássica "só desta vez", a franca determinação do início cede lugar à negligência, e o resultado é uma oscilação dramática entre infringir as regras e retornar à dieta, criando assim situações caóticas, sincopadas e ameaçadoras.

É nessas condições que o obeso, até aí vitorioso, corre o risco de relaxar e estagnar, acabando por desistir. É importante saber que a meio caminho, nas águas perigosas entre enfado e auto-satisfação — ambas próprias de qualquer regime emagrecedor prolongado —, um obeso em cada dois cai nessa armadilha e desiste.

Nesse caso, há três opções possíveis:

- Abandonar a dieta e mergulhar com complacência em comportamentos revanchistas e compulsivos, mas com um profundo sentimento de fracasso, que conduz a uma retomada de peso muito rápida e, freqüentemente, ultrapassa o peso inicial.

- Fazer uma pausa para recuperar o fôlego e, após recompor-se, retornar à dieta e se manter firme até atingir a meta determinada.
- E a última é sentir-se incapaz de seguir adiante, mas esforçar-se ao máximo para conservar o resultado obtido e, para isso, interromper a fase de emagrecimento do Plano Protal e passar diretamente à fase de consolidação, bem mais diversificada e de duração fácil de estabelecer (10 dias por quilo perdido) e depois à dieta de estabilização definitiva, que permite a espontaneidade alimentar, fazendo pelo resto da vida um só dia semanal de dieta de proteínas puras.

## Quanto tempo deve durar a dieta?

A dieta das proteínas alternativas é o centro vital do Plano Protal. Cabe a ela, após a perda relâmpago da dieta de ataque, conduzir uniformemente a pessoa até o peso desejado e determinado desde o início.

Considerando-se o caso de uma verdadeira obesidade e de um sobrepeso de 20 quilos, pode-se, se o caso não apresenta dificuldades específicas, esperar obter essa perda em vinte semanas de dieta de alternância de proteínas, um pouco menos de cinco meses.

Há casos mais difíceis:

- Por motivos psicológicos, falta de força de vontade.
- Por razões de ordem fisiológica, tendência familiar à obesidade.
- Por razões históricas, percurso recheado de fracassos e escolha de múltiplas dietas mal selecionadas, malconduzidas ou abandonadas pelo caminho.
- No caso da mulher que passa por períodos difíceis da vida hormonal, durante uma pré-adolescência com menstruações irregulares e principalmente na pré-menopausa ou na menopausa, ao iniciar o tratamento de reposição hormonal.

Em todos esses casos, a progressão da perda é lenta e requer certos ajustes. Entretanto, mesmo nas situações mais difíceis, o impulso da dieta inicial permanece sempre marcante, bem como o ritmo das duas ou três primeiras semanas, que quebra todas as resistências e inibições latentes, o que acarreta em geral uma perda de 4 a 5 quilos.

A partir daí, antigos demônios ressurgem e o ritmo diminui.

- A pessoa com forte predisposição ao sobrepeso passará pouco menos de um mês abaixo do limite de um quilo semanal e durante dois a três meses perderá 3 quilos, o que, juntamente com a perda inicial, resultará em aproximadamente 15 quilos. A essa altura, a perda mensal diminuirá ainda mais e ficará em torno de 2 ou mesmo 1,5 quilo por semana.

  A pergunta para eles é simples: vale a pena? Na maioria das vezes, a resposta é não. A não ser em casos determinados, como diante da ameaça de diabetes ou de artrose grave e inoperável, ou por motivo de ordem pessoal, é preferível não insistir, a fim de não ameaçar o resultado obtido, aceitar a perda adquirida, consolidando-a e estabilizando-a, e esperar por dias melhores e pela volta à tranqüilidade do organismo para atingir o objetivo inicialmente determinado. Balanço da operação: 15 quilos perdidos em quatro meses de dieta de alternância.
- No caso do indivíduo pouco motivado ou com pouca força de vontade, é pior. Perderá seus 4 ou 5 primeiros quilos e a tentação ou os abandonos logo surgirão. Na melhor das hipóteses, se as pessoas próximas ajudarem, principalmente o médico, é possível esperar uma perda complementar de 5 quilos em cinco semanas e passar da urgência à consolidação, e, ainda mais depressa, à estabilização definitiva. Esta, entretanto, deve impor um dia por semana e pelo resto da vida à dieta de proteínas puras; isso precisa ser aceito desde o início ou então o Plano Protal deve ser evitado categoricamente. Balanço da operação: 10 quilos em dois meses e meio de alternância de dieta.
- A pessoa acostumada a fazer más escolhas em relação às dietas, ou regimes mal conduzidos, encontra aqui a melhor solução. A dieta de ataque atinge seu organismo como uma máquina de terraplanagem e derruba toda e qualquer resistência. Ela se beneficiará dos 5 primeiros quilos perdidos em três semanas, e se seguir corretamente as regras impostas pelo Plano Protal, com suas quatro dietas integradas e sucessivas, continuará perdendo peso, até chegar a baixar 20

quilos em seis meses de dieta de alternância, ou seja, haverá pouca diferença em comparação ao caso fácil, pois o hábito de fazer dietas só compromete a fase das proteínas associadas aos vegetais, mas está dissociado dos períodos de proteínas puras. É preciso também deixar claro que é possível retornar ao Plano Protal posteriormente, sem grandes riscos, porque a resistência decorre do impacto da fase das alternâncias.

A mulher com distúrbios hormonais, ou seja, a mais atingida por sua fisiologia e variações hormonais, é a mais tenaz, a que resistirá melhor às pressões da dieta e a que persistirá nessa jornada. Enquanto para a maioria dos casos difíceis a perda inicial ocorre sem qualquer problema, no caso dessa mulher, a resistência às dietas é tamanha que terá dificuldade até para perder os primeiros quilos. Antes de iniciar o Plano Protal, ela deve corrigir seus problemas hormonais. Esse trabalho cabe ao ginecologista ou ao clínico geral, mas é importante que ela entenda que o aumento de peso decorrente da menopausa não é uma fatalidade e que há de fato um período difícil — de seis meses a um ano — e ela poderá enfrentá-lo se estiver bem preparada e se a reposição hormonal for bem conduzida, partindo de doses menores para atingir progressivamente a dose certa; este é muitas vezes o melhor meio de perder peso de maneira eficaz. Balanço da operação: sem mudanças nem reposição hormonal, a perda de 20 quilos poderá ser alcançada após um ano e ser um verdadeiro calvário, mas há mulheres dispostas a isso. Com ajuda de um especialista, com reposição hormonal e às vezes utilizando diuréticos que facilitam a perda de líquido e a diminuição dos edemas, os 20 quilos podem ser perdidos em seis ou sete meses de dieta de alternância.

## Resumo da dieta de alternância

Conservar todos os alimentos permitidos na dieta de ataque e acrescentar os seguintes vegetais crus ou cozidos, sem restrição de quantidade, de mistura ou de horários: tomate, pepino, rabanete, espinafre, aipo, erva-doce, todas as alfaces, acelga, berinjela, abobrinha, pimentão, cenoura e beterraba — contanto que estas duas últimas não sejam consumidas em todas as refeições.

Durante toda fase intermediária, alternar períodos de proteínas com vegetais e períodos de proteínas sem vegetais, até a obtenção do peso desejado.

## A dieta de consolidação do peso perdido: patamar de transição indispensável

Eis que chegamos lá, ou seja, ao peso ideal, ao peso determinado no início da dieta, ao peso aceito com resignação ou a uma meia-vitória, sabendo que o investimento, para perseverar, é tão alto que ameaça fazer desabar o edifício.

O tempo das coerções acabou. Seu organismo e você despenderam prolongados esforços; você finalmente foi recompensado, mas um perigo imenso o ameaça: o triunfalismo. Está com o peso que lhe convém, mas este peso ainda não lhe pertence. Você se encontra na mesma posição que um viajante cujo trem entra numa cidade desconhecida, por pouco tempo, na estação, e ele se considera morador sem mesmo conhecer o lugar ou ter ali vivido. Nada poderia ser mais incerto. O trem poderia partir novamente, levando-o, porém, caso decida ficar na cidade, será preciso que, além de transportar sua bagagem, encontre moradia, trabalho e faça amizades.

O mesmo ocorre com o peso que acaba de conquistar. Ele será realmente seu se você se esforçar para conservá-lo. Abandone a ilusão que o faz acreditar que, uma vez livre dos problemas de peso, pode voltar aos velhos hábitos.

Seria catastrófico, pois as mesmas causas levam às mesmas conseqüências, então, logo voltaria ao seu peso anterior. Entretanto, é inaceitável conservar indefinidamente o tipo de alimentação de combate que você seguiu até agora. Quem agüentaria isso?

O excesso de peso que o levou a seguir essa dieta, principalmente se era muito acima do ideal ou, pior, reincidente, por certo não foi acidental. Não importa se é de origem familiar ou adquirido, tal informação está armazenada no seu organismo como se fosse num computador e de lá nunca mais sairá. Então, é preciso encontrar um meio, o menos coercitivo possível, de incorporá-lo definitivamente à sua vida, de modo a lutar contra essa tendência e não voltar a engordar.

Esse meio existe e é tema da quarta fase do Plano Protal, isto é, da dieta de estabilização. Durante meses, você seguiu uma dieta e seu organismo se ressente do regime a que foi submetido. Você continua sujeito a um sobrepeso, e essa tendência está atualmente exacerbada pelas reações de defesa do organismo diante da pilhagem de suas reservas.

Então, é preciso ficar em paz com o seu corpo, que está à espreita da primeira oportunidade para recuperar suas reservas. Esse é o objetivo da etapa de consolidação do peso perdido que proponho aqui e que, ao final, abrirá a porta dos sonhos de todo aquele que se submete a uma dieta de emagrecimento: a estabilização definitiva e a coerção mínima de um dia semanal de segurança, tema da quarta e última dieta do Plano Protal.

Para seguir corretamente o patamar da estabilização que proporei, é necessário compreender por que no momento você se encontra tão vulnerável e seu corpo, colocado à prova por muito tempo, está pronto para retomar o peso.

Após esta breve mas indispensável explicação teórica, examinarei detalhadamente como seguir esse patamar de estabilização, com que alimentos e por quanto tempo.

## Fenômeno da retomada

Quando um organismo acaba de perder uma boa quantidade de quilos sob a pressão de uma dieta eficaz, surgem inúmeras reações que concorrem para a retomada desse peso.

Como explicar tais reações? Primeiro, é preciso entender o que significa a formação de reservas de gordura para um organismo normal. Estocar gorduras durante uma alimentação com aportes superiores às despesas é um meio simples de poupar certo número de calorias não utilizadas no momento, a fim de poder utilizá-las no futuro, caso as fontes alimentares acabem.

É o modo mais simples inventado pela natureza para preservar e estocar energia na forma mais concentrada conhecida no reino animal (9 calorias/grama).

Nos dias atuais, num mundo em que a comida é tão acessível, podemos nos questionar sobre a razão de tal mecanismo. Mas é preciso, mais uma vez, lembrar que nossas estruturas biológicas não foram concebidas para um mundo assim; foram criadas em uma época onde o acesso ao alimento era esporádico, difícil e sempre recompensava um duro combate ou uma atividade exigente.

Possuir tais gorduras, hoje indesejáveis, provavelmente representou para os primeiros humanos uma ferramenta útil de sobrevivência. Isso significa que um organismo cuja programação biológica não evoluiu desde sua origem dá a mesma importância a essas gorduras e encara com desespero a sua pilhagem.

Um organismo que emagrece corre o risco de estar totalmente desprotegido diante de qualquer incidente de percurso alimentar. Portanto, reagirá porque se sente biologicamente ameaçado. E todas as suas reações terão um único e mesmo objetivo: reconquistar o mais rápido possível as gorduras perdidas. Para isso, seu corpo dispõe de três meios muito eficazes:

- O primeiro consiste em desencadear e aguçar a sensação de fome responsável pelo comportamento de apetência em relação à comida, e esta reação é muito mais forte no caso de a dieta ser frustrante. No plano biológico e instintivo, a maior das frustrações alimentares é a fornecida por refeições com preparados em pó (*shakes*) e que são as responsáveis, quando essas dietas são de longa duração e exclusivas, por explosões de bulimia e comportamentos compulsivos.
- O segundo meio utilizado pelo organismo é reduzir seus gastos energéticos. Quando o salário de uma pessoa baixa, a sua primeira reação é gastar menos. Reação similar ocorre com os organismos biológicos.

  Eis por que muitas pessoas durante um regime de emagrecimento queixam-se de estar friorentas. É a conseqüência da diminuição do gasto de energia para o aquecimento corporal. O mesmo ocorre com a fadiga, sensação cujo objetivo é o de perder a vontade de fazer esforços desnecessários. Qualquer atividade excessiva torna-se penosa. A memória e o trabalho intelectual, ambos grandes consumidores de energia, também se ressentem. A necessidade de descanso e de sono — fontes de economia — torna-se premente. Cabelos e unhas crescem mais devagar. Em resumo, durante emagrecimentos prolongados, o organismo, para se adaptar, hiberna.

- Finalmente, a terceira reação do organismo, a mais eficaz e perigosa, tanto para aquele que tenta emagrecer como para a pessoa que procura a estabilidade do peso, consiste em assimilar ao máximo as calorias e tirar maior proveito dos alimentos.

  Assim, uma pessoa que tiraria 100 calorias de um inocente pãozinho de leite, no fim da dieta, conseguirá a façanha de obter de 120 a 130.

  Cada alimento passará por um pente fino e deixará até a "medula substancial". Esse aumento do desempenho de extração das calorias está situado no intestino delgado, na interface entre o meio exterior e o sangue.

O aumento do apetite, a diminuição dos gastos e a extração máxima transformam o indivíduo que emagreceu em uma verdadeira esponja de calorias.

É geralmente nesse momento que o indivíduo, satisfeito com o resultado obtido, acredita poder relaxar e voltar aos velhos hábitos, e este é o motivo mais natural e mais freqüente para as retomadas rápidas de peso.

Portanto, após uma dieta bem-feita, quando se chega ao peso desejado, é preciso ser mais prudente ainda. É o período do ricochete, quando o peso, como uma bola que acaba de tocar no solo, tende a subir novamente.

## *Quanto tempo dura essa reação de retomada?*

Até hoje, não foi encontrado nenhum meio natural ou terapêutico para evitar ou reduzir essa retomada de peso, e a melhor forma de se proteger é, em primeiro lugar, saber quanto tempo ela dura para lhe fazer oposição com uma estratégia alimentar adaptada.

Observei longamente essa explosão metabólica em meus pacientes e concluí que o período de alto risco de retomada de peso era de aproximadamente dez dias por quilo perdido, ou seja, trinta dias para 3 quilos, e de noventa dias ou um trimestre para 9 ou 10 quilos.

Dou grande importância a essa regra, pois, também nesse caso, é a imprecisão ou falta de informação que mais prejudica a pessoa que acabou de fazer uma dieta de emagrecimento. Conhecer o perigo e saber qual a sua duração pode ajudar consideravelmente o ex-obeso a atravessar o período de transição e aceitar sem sofrer demais o complemento de esforço indispensável à neutralização da retomada de peso.

O simples tempo que passar, sem exageros alimentares, permitirá ao organismo reativo, conservador e em estado de alerta, acalmar-se. Ao fim do túnel, há um mar calmo e meu plano de estabilização definitiva com um só dia de dieta por semana.

Até lá, a pessoa deverá seguir uma nova dieta, uma dieta de abertura que não é um regime emagrecedor, pois não se trata mais de emagrecer, mas também não é um regime de plena liberdade, é uma liberdade vigiada destinada a domar as reações exageradas do organismo e impedir uma retomada de peso.

## Como escolher um bom peso de estabilização?

É difícil ingressar na estabilização, principalmente quando se tem na cabeça fazer de tudo para nunca mais recuperar o peso tão dificilmente perdido, mas sem ter um objetivo preciso, sem haver definido um peso desejado que possa, ao mesmo tempo, ser conservado. Darei minha opinião a esse respeito, pois assisti a inúmeros fracassos causados por uma escolha irreal do peso de estabilização.

Há muitas fórmulas abstratas que tentam definir o peso ideal em função da altura, idade, sexo e ossatura. Todas são teoricamente aplicáveis, mas desconfio bastante, pois tratam de indivíduos estatísticos, que não existem na realidade. Também não levam em consideração aquilo que marginaliza o obeso, isto é, sua predisposição para engordar.

Assim, procuro substituir esse peso teórico por uma noção mais válida que é a do **peso estável**. E não é de modo algum a mesma coisa.

A melhor maneira de calcular um bom peso estável é pedir à própria pessoa que defina o peso que será mais fácil atingir e com o qual "se sentirá bem". Isso por dois motivos.

Primeiro, todo aquele que necessita emagrecer já notou que há níveis de peso em que consegue emagrecer com facilidade e outros nos quais isso se torna mais difícil, e, enfim, zonas extremas onde, independentemente do regime adotado, seu peso fica estacionado. Sua experiência demonstra que há um "**patamar**" que dificilmente baixa.

Tentar estabilizar o peso além desse patamar é um erro, pois o esforço necessário para atingi-lo é desproporcional ao resultado obtido. Na hipótese de atingir esse peso, querer conservá-lo exigirá esforços em demasia, insuportáveis a longo prazo.

Além disso, nos casos de sobrepeso crônico, dou mais importância à noção de bem-estar do que ao valor simbólico de um número abstrato e pretensamente normal. A pessoa com predisposição a sobrepeso não é um ser normal. Essa constatação nada tem de pejorativo, apenas subentende que não devemos aconselhá-la a ter um peso de estabilização contrário à sua natureza. Ela necessita viver normalmente com um peso com o qual se sinta bem. E já será uma proeza conseguir conservá-lo.

Finalmente, é preciso que o obeso memorize os pesos máximos e os mínimos que atingiu durante suas grandes variações. O peso máximo que atingiu, não importa em que momento, está inscrito para sempre em seu organismo. Vejamos um exemplo concreto.

Imagine uma mulher com 1,60m, que em algum momento da vida pesou 100 quilos. Será muito difícil que essa mulher estabilize seu peso em 52 quilos, como algumas tabelas teóricas indicam. A memória biológica de seu corpo guardará uma lembrança do peso máximo, e esta jamais se apagará. Propor-lhe atingir e conservar 70 quilos é bem mais sensato e desejável, contanto que ela se sinta bem com tal peso.

Há também um outro clichê totalmente errôneo, que é bom esquecer. Muitos obesos imaginam que se estabilizarão melhor em determinado peso, se antes disso chegarem a um peso nitidamente inferior.

Querer, por exemplo, chegar aos 60 quilos para estabilizar nos 70 é cometer um grave erro, pois a força de vontade gasta desnecessariamente fará falta no momento de iniciar a dieta de estabilização. Além disso, quanto mais a pessoa tentar baixar o peso do seu corpo, maior será a reação deste último e sua tendência de retomar os quilos perdidos.

Em resumo, é preciso escolher um peso passível de estabilização, suficientemente alto para ser acessível, e baixo o bastante a fim de ser vantajoso e satisfatório para que a pessoa consiga conservá-lo.

## Prática cotidiana da dieta de transição

Este foi o seu último dia de dieta de alternância e você verá pela primeira vez na balança o número fatídico, o peso que havia determinado ao iniciar a dieta.

Como muitos outros, você pensa, levado pelo impulso, em prosseguir com a dieta para ter uma margem de segurança. Não faça isso; a sorte foi lançada, você quis este peso, conseguiu e agora terá de se esforçar ao máximo para conservá-lo, e isso não é formalidade, **uma vez que um fracasso em cada dois casos ocorre nos três primeiros meses após a pessoa alcançar o peso desejado.**

Não vou lhe dar uma dieta de estabilização agora, pois no momento você está muito vulnerável, como um mergulhador que sobe das profundezas das águas e que deve observar um patamar de segurança. Esse é o papel da dieta que indicarei agora.

## Duração da dieta de transição

A duração da dieta de transição é calculada em função do peso perdido. Isto significa: dez dias para cada quilo que se foi. Se você perdeu 20 quilos, deverá seguir esta dieta por vinte vezes dez dias, ou seja, duzentos dias, ou ainda durante seis meses e vinte dias. Se emagreceu 10 quilos, cem dias desta dieta. Com base nisso, cada pessoa calcula mais facilmente o tempo exato necessário para atingir a estabilização definitiva.

Durante todo o período de consolidação do peso, você seguirá o mais fielmente possível a dieta que indicarei a seguir e poderá consumir à vontade os seguintes alimentos:

### *Proteínas e vegetais*

Até o momento, durante a dieta intermediária, você se alimentou alternativamente só de proteínas e de proteínas + vegetais; ou seja, você conhece bem essas duas categorias de alimentos. A partir de agora, não há mais alternância, verduras e proteínas são suas integralmente e juntas.

Proteínas e verduras formam uma base sólida sobre a qual você construirá o patamar de estabilização que nos interessa, não só aqui, mas também na estabilização definitiva que se seguirá. Isso demonstra a importância dessas duas categorias de alimentos que, para o resto de sua vida, poderão ser consumidos sem nenhuma limitação de quantidade, na hora que você bem entender e em proporções e misturas que lhe convenham.

Provavelmente, você já conhece esses alimentos, mas repetirei a lista para evitar qualquer mal-entendido. Para maiores detalhes, procure a lista completa nos capítulos que tratam da dieta de ataque e da dieta de alternância. São eles:

- carnes magras, os cortes mais magros de boi e vitela;
- peixes e frutos do mar;
- aves, com exceção do pato e do ganso;
- ovos;
- laticínios magros;
- dois litros de água;
- vegetais cozidos e crus.

Sobre essa base sólida e familiar, o Protal acrescenta agora novos alimentos que melhorarão seu cotidiano e que você poderá introduzir na alimentação nas seguintes proporções e quantidades.

## *Uma porção de fruta fresca por dia*

Eis a oportunidade de falar deste alimento considerado como o típico alimento saudável.

Isso é verdade quando se trata de um produto natural e sem toxicidade. Por outro lado, é uma das melhores fontes de vitamina C e de caroteno. Esses dois trunfos são engrandecidos por duas recentes preocupações da civilização ocidental: o gosto por um retorno incondicional ao natural e a crença nas virtudes mágicas das vitaminas.

Ora, o que é natural não é sistematicamente benéfico, e as vitaminas não são tão indispensáveis quanto pretende a nova moda importada dos Estados Unidos.

Na verdade, as frutas representam o único alimento natural que contém o que os endocrinologistas chamam de açúcar de rápida assimilação. Todos os demais alimentos com esse tipo de açúcar são concebidos e elaborados pelo homem.

O mel, por exemplo, é um alimento furtado. É uma secreção animal, uma espécie de leite de crescimento destinado às abelhas imaturas e que apreciamos pelo simples prazer do paladar.

O açúcar refinado, isto é, branco, não existe na natureza. É um alimento artificial extraído industrialmente da cana-de-açúcar ou quimicamente da beterraba.

A própria fruta em estado selvagem é um alimento raro que durante muito tempo foi uma novidade divertida na mesa, uma recompensa colorida e vantajosa para o homem. Graças à cultura intensiva e seletiva, temos hoje a impressão de um abastecimento fácil. Por fim, muitas frutas bem açucaradas são alimentos importados de regiões longínquas e exóticas que só muito recentemente entraram em nossa alimentação devido aos progressos nos meios de transporte, o que pode explicar as alergias às vezes graves a certos frutos exóticos, como o kiwi.

Na verdade, a fruta não é o protótipo do alimento saudável e natural. Consumida em grande quantidade, pode ser perigosa, principalmente para o diabético e nas pessoas acostumadas a beliscá-las entre as refeições.

*São permitidas todas as frutas, com exceção da banana, da uva, das cerejas e das frutas secas (nozes, avelãs, amendoins, amêndoas, pistaches ou castanha-de-caju).*

Muitas vezes, o termo porção significa a unidade para as frutas de tamanho médio, como maçã, pêra, laranja, pêssego ou nectarina. Para as frutas de tamanho menor ou maior, a porção padrão é uma taça de morangos, uma fatia de melão ou de mamão, uma fatia de melancia, dois kiwis, dois damascos, uma manga pequena ou metade de uma grande.

Você pode consumir uma porção de fruta por dia e não por refeição.

Entretanto, se você tem a opção e aprecia, saiba que as melhores frutas no período de estabilização do peso estão, na minha opinião, classificadas por ordem decrescente na lista a seguir: prioridade para a maçã, cuja riqueza em pectina a torna benéfica para a esbelteza; o morango e a framboesa, pelo baixo valor calórico e o aspecto colorido e festivo; o melão e a melancia, pelo elevado teor de água e baixo valor energético; e, desde que não se ultrapasse a porção recomendada, o kiwi, o pêssego e a pêra, a nectarina e a manga.

## *Duas fatias de pão integral por dia*

Se você tem propensão ao sobrepeso, acostume-se a evitar o pão branco. Devido ao modo de fabricação, amassando uma farinha cujo trigo foi artificialmente separado da casca, é um alimento de pouco valor nutricional. A separação da casca facilita a obtenção de farinhas industriais, mas o pão branco que dela resulta é muito facilmente assimilado pelo organismo.

O pão integral, cujo sabor é também muito agradável, contém uma proporção natural de farelo. E este farelo é um aliado importante e protetor. Previne o câncer de intestino, o excesso de colesterol, o diabetes, a constipação e, no que nos interessa aqui, é um aliado da sua dieta, pois, ao chegar com as calorias do pão no intestino delgado, o farelo desempenha um papel aglutinador, seqüestrando parte das calorias que serão descartadas com as fezes.

Por enquanto, e no período atual que atravessamos, você ainda está sob vigilância, mas quando alcançar a fase da estabilização definitiva, poderá comer pão à vontade, contanto que seja integral ou, melhor ainda, enriquecido com farelo.

Desde já, se você é daqueles que gostam de pão no café-da-manhã, poderá espalhar um pouco dc manteiga *light* em duas fatias de pão integral. Mas também poderá utilizar essa possibilidade a qualquer hora do dia, no almoço — para preparar um sanduíche com carne fria ou presunto — ou à noite — com queijo, que será o próximo alimento a integrar sua lista.

## *Uma porção de queijo por dia*

Qual é o queijo permitido e em que quantidade?

Por enquanto, você poderá consumir todos os queijos que passaram por processo de cocção, como o queijo prato, o masdam (queijo holandês), os queijos tipo gruyère e emental, o provolone, etc. Evite, nesta fase, os queijos fermentados, como o gorgonzola, o camembert, o brie e os de cabra.

Quanto às quantidades, aconselho 40 gramas. Não gosto muito de pesar alimentos, mas estamos em um período intermediário que não será muito longo e, além disso, 40 gramas representam uma porção que convém à maioria dos apetites moderados.

Escolha a refeição que desejar, almoço ou jantar, mas coma a porção inteira.

O que dizer dos queijos *light*? A maioria deles é de má qualidade e é difícil aconselhar esses alimentos que perderam boa parte do sabor. Caso você goste, pode também consumir queijos brancos, contanto que não contenham mais de 20% de gordura.

## *Duas porções de féculas por semana*

No início, o termo fécula era utilizado para a batata, mas uma derivação semântica acabou por incluir de tudo nesse termo, que passou a abranger os tubérculos, como a batata, os farináceos, como o pão, ou as massas, bem como os cereais, como o arroz e o milho.

No nosso caso, nessa fase de consolidação em que a regra é ser prudente, as féculas não são equivalentes, e proponho aqui uma ordem decrescente de interesse.

- ***As massas*** representam a melhor fécula para nós no momento, porque são fabricadas a partir do *grano duro* do trigo, cuja textura vegetal é muito resistente, bem mais do que a do trigo macio. Essa resistência física à desintegração retarda a digestão e a absorção de seus açúcares. Além disso, as massas são alimentos apreciados por todos e raramente associados à noção de regime, o que gratifica e conforta o obeso que passou por longas restrições. Enfim e principalmente, massas são alimentos consistentes e saciam o apetite. Seu único defeito reside no preparo, que geralmente incorpora manteiga, óleo ou creme e, ainda por cima, queijo ralado, o que dobra seu valor calórico.

  Com a massa, a porção adequada é de 200 gramas, mas, em vez do óleo ou manteiga, opte por um bom molho com tomates frescos, cebolas e ervas. Se estiver com pressa, utilize um molho de tomate em lata. Quanto ao queijo, evite o gruyère, muito gorduroso e pouco saboroso, usualmente consumido em maior quantidade. Ponha um pouco de parmesão, de gosto mais forte; os italianos entendem do assunto.

- ***A sêmola de cuscuz, a polenta, a cevada e os grãos de trigo-sarraceno*** são permitidos duas vezes por semana e a porção é de 200 gramas. Também são provenientes do trigo duro e possuem propriedades idênticas às das massas. Esses alimentos são geralmente menos conhecidos e menos utilizados, porque são originários de culturas estrangeiras.

  A sêmola de cuscuz é geralmente considerada um alimento de difícil e complicado preparo, sendo reservada aos restaurantes. Pensar isso é privar-se inutilmente de um alimento precioso e favorável à dieta de estabilização.

  Para prepará-la rapidamente, coloque a sêmola em um recipiente não metálico e acrescente água aromatizada com um cubo de caldo de carne, até cobrir totalmente a sêmola e ultrapassar seu nível em um centímetro. Deixe o grão se embeber durante 5 minutos. Depois, coloque o recipiente no microondas por alguns minutos, retire-o e, com um garfo, solte os grãos para evitar grumos. Recoloque-o por mais dois minutos no microondas e está pronto.

Não acrescente outras gorduras, o caldo de carne basta. Não coma cuscuz quando for ao restaurante, porque lá costumam afogá-lo na manteiga.

Polenta italiana, cevada e trigo integral são permitidos em quantidades e preparações similares.

- ***As lentilhas*** representam outra ótima opção, porque seus açúcares são dos mais lentos. Infelizmente, necessitam de um certo tempo de preparo, não são apreciadas por todos e, pior, costumam ser mal toleradas, pois têm fama de causar flatulências. Mas para os que gostam e toleram bem, são um excelente alimento de estabilização, porque saciam muito. Cada porção equivale a 150 gramas de lentilhas, dependendo da fase de estabilização. Neste caso também, nada de gordura, apenas tomates, cebolas e temperos.

  As outras leguminosas merecem os mesmos elogios e são permitidas nas mesmas quantidades, bem como devem ser preparadas sem gordura. Os feijões, a ervilha seca e o grão-de-bico pertencem a essa grande família com poucos adeptos, pois em geral são ainda bem menos tolerados que as lentilhas, mas, do ponto de vista nutricional, são excelentes alimentos.

- ***Arroz e batata*** também são permitidos, mas, como você pode constatar, estão no final da lista e só devem ser consumidos ocasionalmente. Priorize todos os que os precedem.

  O arroz deve ser consumido branco e sem gordura. Escolha os que têm mais sabor, como o basmati, o selvagem ou o integral, cuja metabolização, devido às fibras, é mais lenta. Cada porção equivale a 125g de arroz cozido.

  Quanto à batata, ela pode ser assada ou cozida no vapor, sem acréscimo de gordura. Aconselho a esquecer tanto a batata frita como a *chips*, porque, além de repletas de óleo e de calorias, são nocivas à saúde, tanto do ponto de vista cardiovascular como do cancerígeno.

## As outras carnes

Até o momento, você podia comer as partes magras do boi e da vitela. Agora, pode comer gigô (pernil de carneiro assado), lombo de porco assado e presunto, uma ou duas vezes por semana, na quantidade que quiser.

- ***O gigô*** é o corte mais magro do carneiro. Entretanto, evite o primeiro pedaço e a primeira camada, por dois bons motivos. O primeiro é que a gordura que envolve o gigô não se desprende facilmente e permanece sempre um resquício que aumenta perigosamente o teor de gordura e de calorias da camada inicial. Além disso, para que um gigô de vários quilos cozinhe em profundidade, é preciso que a temperatura na superfície dele seja bem elevada, o que carboniza a gordura, tornando-a cancerígena. Se você gosta da carne bem passada, pegue a segunda fatia, é mais seguro.
- ***O lombo de porco*** desfruta das mesmas autorizações, porque, como o presunto, representa um dos pedaços mais magros do animal, contanto que a escolha recaia sobre o filé e não a espinha, que é duas vezes mais calórica. Não se esqueça disso.
- ***O presunto cozido*** volta aqui. Agora, você não precisa se limitar ao *light*. Pode utilizar livremente esse alimento saboroso, fácil de consumir sem preparo, a qualquer hora do dia. Basta descartar a parte gordurosa que envolve o músculo. Evite o presunto cru, porque ainda não está autorizado.

Eis o conjunto de alimentos que formam a plataforma da dieta de transição. Insisto, correndo o risco de ser repetitivo, que ela não é de maneira alguma uma dieta definitiva e, muito menos, emagrecedora. É uma dieta saudável e equilibrada, cujo único papel é ajudá-lo a atravessar um período tumultuado, em que seu corpo, inquieto com o peso perdido, procura por todos os meios reconquistá-lo.

Dez dias por quilo perdido é aproximadamente o tempo necessário para enterrar essa perda, tranqüilizar-se e aceitar esse novo peso que você tenta impor ao seu corpo. Passada essa fase, você retornará a certa espontaneidade alimentar seis dias por semana. Tal perspectiva deve encorajá-lo e dar-lhe a paciência necessária. Em todo caso, já sabe em que direção caminha e o tempo necessário para lá chegar.

Mas não é tudo. Para terminar o assunto da dieta de transição, devo dar duas importantes notícias: uma boa e uma necessária. Começarei pela boa.

## Duas refeições de gala semanais

Duas vezes por semana, você terá a possibilidade de fazer uma boa refeição, como bem entender e com toda a liberdade.

Insisto na palavra "refeição" porque muitas vezes, apesar de escrever tal palavra no receituário, sempre há alguns pacientes que lêem ou interpretam dois "dias".

Os banquetes podem ser feitos em qualquer uma das três refeições do dia, mas aconselho o jantar, para que você tenha tempo de apreciá-lo sem o estresse profissional que poderia fazê-lo perder os detalhes.

Gala significa festa. Em cada uma dessas duas refeições, você terá a possibilidade de consumir qualquer tipo de alimento, principalmente aqueles de que mais sentiu falta durante o longo período de emagrecimento.

Entretanto, há duas condições importantes: nunca repetir o prato e nunca fazer duas refeições de gala seguidas. Portanto, tudo, mas uma unidade apenas: uma entrada, um prato principal, uma sobremesa ou pedaço de queijo, um aperitivo, um copo de vinho, tudo em boa quantidade, mas uma vez só.

Tente também espaçar essas refeições. Dê ao corpo tempo para se recuperar. Se, por exemplo, optou pelo almoço da terça-feira para fazer a primeira refeição de gala, evite recomeçar na terça-feira à noite. Deixe ao menos uma refeição intercalar-se entre essas duas de gala. Prefira os finais de semana ou as noites em que receber convite para jantar.

Para os que sonham com um bom chucrute, uma feijoada, uma *paella* ou qualquer outro prato, esse é o momento.

Para os que há muito esperam por uma verdadeira sobremesa, uma porção de bolo de chocolate ou um sorvete, agora é possível comer.

Para os amantes de um bom vinho, de champanhe ou aperitivo, a via está liberada.

Agora será possível e sem preocupações, mas só duas vezes por semana, aceitar os convites tantas vezes recusados.

Inúmeras pessoas, quando chegam a essa etapa de estabilização, estão tão acostumadas com a nova maneira de se alimentar, que temem o reencontro com gostos e sabores e hesitam em fazer refeições tão abertas.

Tranqüilize-se, essas refeições foram compostas cientemente. Fazem parte de um todo e foram moldadas de maneira equilibrada.

Além disso, essas refeições de gala não são meras propostas, mas regras que você deve seguir fielmente. O Protal é um plano global que não pode ser separado em partes, sob pena de reduzir sua eficácia. Talvez você não entenda o sentido dessas liberalidades e a importância dessas duas refeições de gala. Chegou a hora de falar da parte imaterial da alimentação, que é o prazer.

Alimentar-se não é apenas ingerir calorias necessárias à vida, mas talvez bem mais do que isso: é incorporar o prazer. É chegado o momento de reintegrar esse prazer biológico, essa recompensa vital que lhe foi proibida ao longo de todo o processo de emagrecimento.

*Já que estamos falando do prazer do paladar, aproveito para dar um conselho capital e indispensável a toda estabilização definitiva.*

*Leve-o a sério.*

*Quando comer, principalmente se o que estiver comendo for rico em gordura e saboroso, pense no que está comendo, concentre-se no que está na sua boca e em cada parcela de sensação que esse alimento proporciona.*

*Numerosos estudos feitos por nutricionistas demonstram atualmente o importante papel das sensações na boca que concorrem para a sensação de saciedade. Todas as sensações provenientes do paladar, das mucosas da língua, os movimentos da mastigação e da deglutição são percebidos e analisados pelo hipotálamo, o centro responsável pela fome e pela saciedade. O acúmulo dessas sensações aumenta a capacidade sensorial e esta intervém na sensação de saciedade. Portanto, coma devagar e concentre a atenção no que está na sua boca. Evite comer alimentos calóricos enquanto assiste à televisão ou lê, porque isso reduz pela metade a intensidade das sensações que chegam ao seu cérebro; nutricionistas acreditam ser esta a causa da epidemia de obesidade infantil que assola os Estados Unidos, país onde as crianças comem o tempo todo enquanto assistem à televisão e, quando adultas, continuam comendo a todo momento. O chiclete é a perfeita invenção americana.*

Aproveite sem remorsos esses dois momentos e acredite: não haverá qualquer conseqüência. Mas, sob duas condições:

- ***A primeira é capital.*** Esse momento de liberdade alimentar é bem delimitado no tempo e, por enquanto, trata-se apenas de uma refeição de gala. Desobedecer a esse limite pode levá-lo a sair do caminho a que nos propusemos. É um perigo que não deve ser minimizado. Se, por exemplo, você optou pela terça-feira à noite para a sua primeira refeição de gala, será na quarta-feira que a sua estabilização estará em jogo.

  Tendo escancarado uma porta, será que conseguirá fechá-la novamente, ou você é daqueles que, ao despertar na manhã seguinte, não poderá se conter e espalhará uma espessa camada de geléia na fatia de pão?

  As duas refeições de gala são atrativos para ajudá-lo a agüentar até que seu corpo aceite o novo peso. Preparei a dieta de transição colocando tudo o que posso oferecer. Se ultrapassar os limites, você corre o risco de comprometer todas as conquistas que pacientemente alcançou.

- ***A segunda condição é relativa aos sentidos.*** O objetivo dessa refeição de gala é oferecer uma certa dose de prazer, mas certamente não deve permitir uma revanche. Se você utilizar o pretexto dessa liberdade para se empanturrar, é sinal de que não entendeu o recado e maltratará seu sistema digestivo.

  A finalidade dessas duas refeições é oferecer certo equilíbrio. Devorar até sentir náuseas ou beber até se embebedar são comportamentos profundamente desequilibrados.

  E no dia seguinte, mesmo que volte, como previsto, à plataforma de consolidação, esse ritmo sincopado arruinaria qualquer esperança de estabilização ulterior.

  Se quiser um conselho, coma o que desejar copiosamente, mas não repita jamais o mesmo prato. Na sua casa ou na de amigos, faça como se estivesse no restaurante, onde não se costuma pedir mais.

## Um dia por semana de proteínas puras

Você possui agora todos os elementos que formam a dieta de consolidação. Sabe como se alimentar durante esse período fácil de calcular e necessário para que seu corpo aceite o novo peso imposto.

Entretanto, falta ainda um elemento indispensável à segurança da fase de estabilização. Uma alimentação com duas refeições de gala não pode sozinha garantir o perfeito controle de peso durante esse período de grande reação. Eis o motivo que me levou a incluir, por segurança e no centro da dieta de consolidação, um dia inteiro de dieta de proteínas puras, cuja eficácia, aliás, já é conhecida.

Nesse dia, você só poderá, como já sabe, por ter seguido a dieta por longo tempo, comer carnes magras, peixes, frutos do mar, aves sem pele, ovos, embutidos *light*, laticínios desnatados e dois litros de água. Destas sete categorias de alimentos, poderá comer à vontade, quando quiser e nas proporções e misturas que bem entender.

O dia de proteínas puras é ao mesmo tempo o motor e a válvula de segurança de sua dieta de consolidação. É o único dia coercitivo da semana, mas é o preço a pagar para controlar a situação até a tempestade passar. Mais uma vez, esse preço não é negociável. Faça a dieta perfeitamente nesse dia, ou não a faça, pois malfeita, ela é perda de tempo.

Além disso, respeite tanto quanto puder a quinta-feira como o dia da dieta. Esse ritmo semanal é uma das bases de sua eficácia. Se a quinta-feira é um dia profissional ou socialmente incompatível com esse tipo de alimentação, escolha a quarta ou a sexta-feira, e mantenha firmemente esse dia.

Se por acaso, excepcionalmente, não conseguir seguir a dieta na quinta-feira, opte pela quarta ou a sexta-feira e, na semana seguinte, volte para a quinta. Mas não crie o hábito de trocar de dia. Não se esqueça da sua predisposição à obesidade. Não é para me deixar feliz que você deve comer só proteínas uma vez por semana, mas para contrariar a sua tendência e imensa facilidade para engordar. Não se esqueça de que a eficácia dessa medida só depende de você.

Se estiver de férias ou viajando, mantenha esse dia. Se estiver em alguma localidade onde há poucos alimentos fontes de proteína ou onde seja difícil prepará-los, resta ainda a opção de alimentar-se com os preparados de proteínas em pó. Tratarei do assunto mais adiante. É um meio simples, mas totalmente eficaz.

## Não negligenciar essa fase

Chegamos ao final da descrição da dieta de consolidação do peso. Deixei para o final desse estudo quatro informações que servem de alerta sobre o perigo de negligenciar essa fase importante do Plano Protal.

### *Uma etapa indispensável*

Durante a terceira fase do Plano Protal, não haverá mais o estímulo e o encorajamento de ver seu peso baixar regularmente na balança, e você terá dúvidas quanto à razão de ser dessa dieta intermediária, fase em que não estará totalmente livre nem totalmente de dieta, e ficará tentado a baixar a guarda ou, pelo menos, a não respeitar inteiramente as regras.

Não faça isso: ao negligenciar essa etapa, tenha certeza de uma coisa simples e clara: todos os seus quilos, tão dificilmente perdidos, voltarão rápida e seguramente. E terá muita sorte se não acrescentar alguns a mais como bônus.

### *A resistência progressiva à dieta*

Além disso, afora o sentimento de frustração ou de fracasso decorrente da retomada do peso perdido, há outro perigo ainda pior para aquele que costuma seguir vários regimes sucessivos sem consolidá-los: a resistência à dieta.

Qualquer pessoa que emagreça e volte a engordar várias vezes na vida provoca uma auto-imunização contra o emagrecimento; após cada fracasso, será mais difícil perder peso novamente. O organismo guardará uma espécie de memória das dietas a que foi submetido e resistirá cada vez mais às novas tentativas. Cada fracasso abre a porta a um novo fracasso. Se você já experimentou em vão certo número de regimes, não espere emagrecer tão rapidamente quanto a pessoa que está tentando pela primeira vez, mesmo que, conforme já afirmei, o Protal e suas proteínas puras, bem como a alternância de proteínas, provoquem pouca resistência e ataquem melhor os organismos imunes a dietas.

## A memória dos recordes

Por outro lado, cada vez que você engorda e seu peso atinge um novo recorde de peso, mecanismos de regulação que governam sua fisiologia gravam em algum local de seu organismo a memória nostálgica do peso máximo que seu corpo sempre tentará recuperar.

### *Emagrecer equivale a se alimentar de gordura e de colesterol*

Finalmente, e essa talvez seja a pior das conseqüências, a cada perda de peso, seu organismo sofre uma agressão, da qual poucas pessoas são conscientes. A cada tentativa de emagrecimento, você consome suas reservas de gordura, e quando perde 10 ou 20 quilos, é como se tivesse consumido 10 ou 20 quilos de manteiga ou concentrados de gordura.

Durante o processo de emagrecimento, grande quantidade de colesterol e de triglicérides circula em seu sangue e nas artérias. Cada vez que seu coração se contrai, esse sangue rico em gorduras tóxicas inunda as artérias, engordurando-as.

Emagrecer talvez seja muito útil para o seu bem-estar psíquico e físico, e o risco que representam essas gorduras é amplamente compensado pelas vantagens que você conquista. Mas cuidado para não recomeçar essa operação mais de uma ou duas vezes na vida. Aquele que tenta emagrecer em vão uma ou duas vezes por ano estará sujeito a uma sobrecarga perigosa de colesterol.

Isso não é uma tentativa de intimidação, mas um alerta contra um perigo bem real e pouco conhecido, que tanto pacientes como médicos, em sua maioria, desconhecem.

*E é por todos esses motivos que você, que teve a chance de emagrecer, deve optar pela única atitude lógica: consolide esse peso que lhe é tão caro e passe assim que possível à estabilização definitiva.*

---

## Resumo da dieta de consolidação

A duração da dieta de transição é calculada em função do peso perdido, tendo por base 10 dias da nova dieta por quilo perdido.

Se você emagreceu 20 quilos, precisará segui-la por vinte vezes dez dias, ou seja, duzentos dias ou seis meses e vinte dias. E para 10 quilos, cem dias. Baseando-se nesses dados, cada qual calculará o tempo exato que o separa da estabilização definitiva.

Durante todo o período de consolidação do peso, você deverá seguir o mais fielmente possível a dieta abaixo e terá direito aos seguintes alimentos:

- Os alimentos protéicos da dieta de ataque.
- As verduras da dieta intermediária.

- 1 Porção de frutas por dia, com exceção da banana, das uvas e das cerejas.
- 2 Fatias de pão integral por dia.
- 40g de queijo.
- 2 Porções de féculas por semana.
- Gigô ou um corte de porco.

E para fechar com chave de ouro:

- 2 Refeições semanais de gala,

  mas de maneira obrigatória e incontornável.
- Um dia de proteínas (dieta de ataque) semanal, não intercambiável, não negociável.

## Prática da estabilização definitiva

Para você que começou o Plano Protal com excesso de peso, a dieta de ataque permitiu um deslanchar relâmpago e encorajador, a intermediária conduziu-o ao peso desejado, e você terminou o patamar de estabilização calculado em dez dias por quilo perdido.

Na fase atual, não apenas eliminou seu sobrepeso, como também atravessou sem percalços o período no qual o corpo emagrecido tenta com mais veemência retomar o peso perdido.

Seu corpo finalmente desistiu desta extrema reatividade que fazia com que retirasse o máximo proveito possível de cada alimento e você chegou à sua natureza de base que, entretanto, é a de um obeso com propensão natural a engordar e tem um metabolismo que muitas vezes já o fez ganhar muito peso.

Portanto, como as mesmas causas têm as mesmas conseqüências, você tem todas as chances de engordar tudo de novo, se não incluir no seu modo de vida algumas medidas cujo objetivo é controlar esse risco. E aí está o perigo: não se trata de atravessar um período seguindo regras precisas, mas simplesmente da rotina de vida que é retomada. Então, as medidas que você vai adaptar nesse plano de estabilização definitiva deverão ser conservadas pelo resto da vida. Diante de tal perspectiva, é inconcebível propor-lhe regras impossíveis de manter.

Além disso, e principalmente até agora, você era guiado por um sistema de regras precisas. E estava inserido em um esquema rígido que deixava pouco lugar à improvisação. A partir de agora, você deixará a navegação costeira e navegará em alto-mar com grande autonomia, só que correndo sérios riscos de tempestades e, portanto, de naufrágio, por isso é indispensável que as novas regras sejam reduzidas ao mínimo necessário e integradas à sua vida.

Para isso, e para quebrar a fatalidade da retomada de peso que recai sobre o obeso a longo prazo, o Plano Protal propõe duas medidas simples e pouco limitadas, em troca da espontaneidade alimentar e do esquecimento da marginalidade à mesa que revolta o obeso.

> *Essa nova regra impõe, para o resto da vida, um dia predeterminado de dieta de proteínas puras, a que deve ser associada uma outra regra ainda mais simples e menos restritiva: ingerir todos os dias três colheres de sopa de farelo de aveia.*

As duas medidas em conjunto bastam, quando perfeitamente seguidas, para conter a predisposição à obesidade. Ambas operam na raiz do mal, ou seja, onde ocorre o fácil aproveitamento dos alimentos, onde a comida e as calorias penetram no organismo. A combinação de proteínas e farelo de aveia resiste e se opõe à pilhagem do bolo alimentar no intestino delgado.

Essas duas medidas representam, a meu ver, o que de menos doloroso podemos pedir a um obeso em troca de uma vida alimentar normal seis dias por semana. Minha experiência profissional leva-me a pensar que não há obeso sensato que resista a tal proposta.

Além dessas duas medidas, a estabilização definitiva do Plano Protal se beneficia de uma arma suplementar e decisiva: a força do ensino que o Plano Protal desenvolve ao longo de todo esse caminho percorrido, tanto para perder como para consolidar o peso perdido.

Eu, que criei esse plano e o coloco em prática com meus pacientes, sei, por constatar diariamente, que um obeso que perdeu 5, 10, 15, 20 ou 30 quilos com o

Protal adquiriu, ao passar sucessivamente pelas quatro dietas, um conhecimento carnal e instintivo do valor dos alimentos que pode ajudá-lo a emagrecer e a estabilizar seu peso, e adquiriu reflexos que jamais abandonará totalmente.

Começando pela dieta das proteínas puras, descobriu o poder desses alimentos vitais quando selecionados de modo a excluir os dois outros nutrientes. Sabe que tais alimentos representam uma arma de emagrecimento extremamente eficaz.

Durante a dieta de alternância de proteínas e verduras, aprendeu que estas últimas freavam a velocidade do seu emagrecimento, e que apesar de indispensáveis não o impediam de emagrecer se fossem preparadas sem gordura, seu principal inimigo, conforme você descobriu caso tenha infringido a regra.

Ao passar pela consolidação, incluiu alimentos necessários, como pão, frutas, queijo e algumas féculas. Com as refeições de gala, reencontrou o supérfluo e o prazer sem culpa. Assim fazendo, tanto sua mente como seu corpo terão, ao longo dos dias, incorporado uma hierarquia de valor e uma classificação dos alimentos.

É essa construção em patamares sucessivos, passando do vital ao supérfluo e ao aprendizado instintivo, que o obeso desenvolve e que faz do Plano Protal a dieta mais didática que há e que, juntamente com as duas outras medidas de estabilização definitiva, abre a porta para uma verdadeira estabilização, ou mesmo para a cura.

## A quinta-feira protéica

### *Por que a quinta-feira?*

Na época em que montava as diferentes peças do que viria a ser o Plano Protal, sentia a necessidade de incorporar à estabilização do peso perdido um resquício de regra sob a forma de um dia inteiro de proteínas puras que funcionaria como um corretor dos exageros cometidos durante a semana, e tinha por hábito prescrever a seguinte orientação: "observar um dia por semana de dieta de proteínas puras".

Essa ordem era obedecida por um bom tempo e pouco a pouco era abandonada. Meus pacientes explicavam que, embora simples e fácil de ser seguida, ela era sempre adiada e acabava por desaparecer diante dos inúmeros convites e afazeres cotidianos.

Então, decidi impor um dia da semana e arbitrariamente escolhi a quinta-feira. De imediato, e como que por encanto, tudo mudou. Os pacientes seguiam a orientação e a mantinham, simplesmente porque não tinham escolha, pois o mais difícil para um obeso é ter de escolher o momento de sua provação.

Certo dia, uma paciente perguntou por que a quinta-feira e respondi que era o "dia D", e, desde então, repito essa explicação. Essa resposta é uma brincadeira, mas exprime perfeitamente o caráter imposto e inegociável desse dia de redenção, cuja principal função é servir de dique para conter os diversos exageros da semana e é demasiadamente importante para ser deixada ao bel-prazer de quem deve segui-la.

## *Particularidades da quinta-feira protéica. Em que esse dia de proteínas puras difere dos demais dias de proteína?*

Durante a fase de ataque, descrevi detalhadamente os diferentes alimentos que fazem parte da dieta que você utilizou pura na fase do deslanchar, alternando-a a seguir com verduras na fase intermediária e depois incorporou à quinta-feira, na fase de consolidação. Durante todo esse período, você estava em um sistema com total proteção e uma rede de regras que deixavam pouco espaço à iniciativa e à fraqueza.

Mas, a partir de agora, você trabalhará sem rede de proteção. **A partir de agora, estará livre para alimentar-se normalmente seis dias por semana**, e a quinta-feira protéica será o único e último dique capaz de conter sua tendência para engordar.

Isso significa que a dieta de proteínas nesse dia deverá ser seguida à risca, pois uma só falha ou erro alteram sua eficácia, ameaçando toda a solidez do edifício.

O valor protéico dos alimentos que pertencem à dieta da quinta-feira varia. Nesse dia tão importante para a estabilidade definitiva, é necessário selecionar e utilizar os alimentos protéicos mais puros que, associados, darão o melhor resultado, e restringir ou evitar os que possuem certa quantidade de lipídios e glicídios, cujo consumo exagerado poderia abalar o impacto desse dia.

## *Prática da quinta-feira protéica — a escolha dos alimentos*

### *As carnes magras*

***Você já sabe que o porco e o carneiro são carnes demasiadamente gordurosas e não são consideradas proteínas puras.***

Entre as autorizadas, vale a pena levar em consideração a carne de vitela para os cortes grelhados. O escalope de vitela é o melhor pedaço para a quinta-feira protéica. A vitela assada também pode ser consumida, contanto que esteja bem cozida. A costeleta, mais gordurosa, pode ser consumida nos outros dias da semana.

O teor de gordura da carne de boi varia muito conforme o corte. Afora os pedaços bem gordurosos dos ensopados, os mais gordos são o entrecosto e a costela, que não pertencem à lista das proteínas puras.

O bife e o filé são provavelmente os cortes mais magros desse animal. Se você encontrar carne moída com 5% de gordura, também pode consumi-la às quintas-feiras.

Em contrapartida, maminha, costelas, contrafilé e filé mignon são pedaços mais gordurosos que podem ser consumidos no regime protéico padrão, mas devem ser evitados às quintas-feiras.

Também é preciso lembrar que, nesse dia, a carne bovina deve ser bem passada, o que não altera a qualidade das proteínas, mas elimina parte da gordura.

***Os peixes e frutos do mar***

Na dieta padrão das proteínas puras, permiti todos os peixes, dos mais magros ao mais gordurosos. Com o tempo, aceitei os peixes de carne mais gordurosa, pois esses peixes de mar frio, como salmão, hadoque, sardinha e atum, são alimentos apreciados, com enorme poder de proteção contra as doenças cardiovasculares e com teor de gordura que não ultrapassa o de um bife.

Entretanto, esse mesmo teor de gordura, aceitável durante a dieta contínua, é inaceitável quando a quinta-feira só com proteínas é o único dique de proteção. Por outro lado, na quinta-feira, os peixes de carne branca são seus melhores aliados.

Afora as preparações clássicas do peixe assado, grelhado, cozido, uma receita simples e original consiste em consumi-los crus. Linguado, robalo, dourado ficam ótimos preparados assim. Cortados em pedacinhos ou fatias finas, marinados no suco de limão, sal e pimenta ou salpicados com ervas como alecrim ou sálvia constituem um prato original, fresco e saboroso.

A anchova, o salmonete e a truta são peixes mais gordurosos, mas infinitamente menos do que a mais magra das carnes de boi.

Siri, camarão, ostra, marisco, lagosta e lula são ainda mais magros que o peixe. Caso seja convidado a ir a um restaurante numa quinta-feira, pode comer frutos do mar. Se você gosta muito desse tipo de alimento e costuma comer em grande quantidade, evite as ostras maiores, que são mais gordurosas.

***As aves***

As aves, com exceção do pato e do ganso, devem ser consumidas sem pele, e representam um dos melhores alimentos para a dieta protéica. Na quinta-feira protéica, essa liberdade não é total e há parâmetros a ser seguidos.

Pode-se consumir frango, mas deve-se evitar certas partes como a sobrecoxa e as asas e o uropígio, que poderão ser consumidos nos demais dias da semana. Os outros cortes do frango são permitidos sem restrições. A galinha-d'angola e o peru são as aves mais magras, e você pode consumi-las à vontade. Quanto ao coelho, é um ótimo fornecedor de proteínas puras. A codorna oferece diversidade e um ar festivo à quinta-feira de proteínas puras.

Cada uma dessas aves fica melhor conforme o preparo. O frango fica muito bom se for assado no forno ou grelhado. Dê preferência ao grelhado, mas retire-o logo da assadeira, para separá-lo imediatamente do molho que o embebe. O peru e a galinha-d'angola podem ser cozidos no forno e regados freqüentemente com água e limão, para separá-los da gordura.

Quanto ao coelho, evite nesse dia prepará-lo com o molho de mostarda que era aconselhado na dieta de ataque. Você pode prepará-lo com queijo branco magro e ervas.

***Os ovos***

A clara do ovo é o alimento mais rico em proteína — bem mais do que os concentrados de proteínas em pó. Mas a clara não é a única parte do ovo; a gema, que serve para o crescimento do pintinho, contém muitas gorduras, e a mais conhecida dentre elas é o colesterol. É um alimento muito equilibrado e pode ser utilizado às quintas-feiras.

Entretanto, para as pessoas cujo peso é difícil de ser estabilizado ou quando ocorreram muitos abusos na semana e cabe à quinta-feira protéica ter um papel de maior impacto, é melhor não abusar dos ovos ou então descarte a gema e consuma quantas claras quiser.

Uma outra solução consiste em preparar omeletes ou ovos mexidos com duas claras e uma gema e, se tiver muita fome, acrescentar um pouco de leite em pó desnatado. Mas saiba que essas precauções não têm o menor sentido ou arruínam seus esforços se você preparar os ovos na manteiga ou no óleo.

### *Os laticínios desnatados*

Queijos brancos e iogurtes desnatados têm a vantagem de não conter gordura. Então, o que resta desses alimentos cuja venda, conforme as estatísticas indicam, aumenta todos os anos? Há, claro, as proteínas do leite, as mesmas que servem para preparar concentrados de proteína em pó, mas encontra-se também, em quantidade moderada, a lactose ou o açúcar do leite, que aqui age como um intruso.

Numa dieta emagrecedora feita cinco dias consecutivos e seguida em alternância por semanas ou meses, a experiência demonstrou que a presença da lactose não atrapalhava o desempenho da fase das proteínas puras, e que os laticínios desnatados, fonte de frescor e cremosidade, podem ser consumidos sem limite ou, pelo menos, sem ultrapassar o consumo de 700 a 800 gramas por dia.

Em contrapartida, numa dieta de estabilização definitiva seguida apenas um dia por semana, é preciso haver seleção mais rígida, a fim de limitar o aporte de lactose. Ao se comparar iogurte desnatado com queijo branco desnatado, percebe-se que para a mesma quantidade de caloria o queijo branco possui mais proteínas e menos lactose do que o iogurte. Então, às quintas-feiras, os aficionados de laticínios desnatados devem dar preferência aos queijos brancos. Poderão voltar a consumir iogurte nos outros seis dias da semana.

### *Água*

Aqui também é importante modificar as regras da dieta das proteínas puras. Utilizado para emagrecer, um litro e meio de água por dia parece um bom meio de purificar um organismo que queima suas próprias gorduras. Mas na quinta-feira da dieta de estabilização, seria interessante aumentar a quantidade e tomar dois litros. Essa medida inunda o intestino delgado, reduzindo sua avidez. Diluindo ainda mais os alimentos, a água freia a absorção destes e, vantagem suplementar, acelera o trânsito intestinal.

Essa lavagem intensiva, associada a uma concentração máxima de proteínas, forma uma onda de choque cujo efeito é não apenas o de paralisar a função de metabolização às quintas-feiras, mas de prolongar esse efeito por dois ou três dias quando o aproveitamento alimentar volta ao seu nível mais alto.

### *O sal*

O sal é um alimento indispensável à vida. Nosso organismo está banhado em uma espécie de mar interno (sangue, linfa), cuja concentração em sal é similar à dos oceanos. Entretanto, o sal é o inimigo daquele e mais ainda daquela que tenta emagrecer, pois, absorvido em excesso, traz o perigo de fixar a água e de infiltrar os tecidos já sobrecarregados com gordura.

Por outro lado, uma dieta emagrecedora sem sal tende a diminuir a pressão arterial e causar cansaço se durar muito tempo. É por isso que durante todo o período de emagrecimento e de consolidação, o Plano Protal impõe apenas uma redução no consumo de sal. Na quinta-feira de estabilização, a ordem será reforçada e, nesse dia, o consumo de sal deverá ser reduzido.

A restrição de sal num só dia da semana não provoca uma queda da pressão, mas basta para que a água ingerida passe bem rápido pelo organismo e tenha efeito depurador.

Essa depuração dos tecidos interessa principalmente às mulheres submetidas a influências hormonais que provocam retenção de líquido em certos momentos dos ciclos femininos.

Por esse mesmo motivo, o uso da mostarda deve ser reduzido às quintas-feiras, mas vinagre, pimenta, ervas e todos os temperos podem ser aumentados para compensar tal redução.

## *As proteínas em pó*

Até agora, quando falava de proteínas, tratava-se de alimentos naturais. Mas, fora a clara de ovo, nenhum desses alimentos era, no sentido estrito do termo, uma proteína pura. Nós nos esforçávamos para selecionar os alimentos mais próximos da pureza teórica.

Ora, há alguns anos, a indústria alimentícia nos propõe proteínas em pó que se aproximam da pureza desejada, embora sem conseguir atingi-la.

Na teoria, esses preparados em pó parecem sedutores, mas na prática, veremos que apresentam certo número de vantagens e de inconvenientes, e é desejável pesar os prós e contras antes de decidir se vale a pena utilizá-los.

### *Quais as vantagens e as desvantagens das proteínas em pó?*

- ***As vantagens.*** A vantagem da proteína em pó reside na sua pureza. Essa característica, que não é de nenhuma valia para um emagrecimento centrado na contagem das calorias, torna-se muito importante durante uma dieta de proteínas puras. Você já sabe que o intestino delgado, encarregado de absorver as calorias dos alimentos, tem seu melhor desempenho quando trabalha com uma mistura bem proporcional de proteínas, glicídios e lipídios. Mas quando a alimentação se baseia apenas em proteínas, seu poder de extração cai, como se esse órgão perdesse a faculdade de se alimentar.

Durante as duas primeiras fases do Plano Protal, um emagrecimento de longa duração, a pureza absoluta desses pós é certamente interessante, porém não oferece vantagem importante em relação ao alimento protéico.

Em contrapartida, na fase de estabilização definitiva, quando a dieta é seguida apenas um dia por semana, essa extrema pureza revela-se preciosa, pois aguça a quinta-feira protéica e reforça seu impacto e sua proteção durante o resto da semana.

Além disso, o preparado em pó tem a vantagem de ser fácil de transportar e de se utilizar em qualquer situação. É uma boa solução para quem tem uma vida profissional irregular e/ou exigente e que nem sempre pode comer nas horas normais das refeições.

***Os inconvenientes.*** A principal e primeira desvantagem das proteínas em pó reside no fato de serem alimentos artificiais. Em condições normais de vida, o ser humano não é um animal biologicamente programado para se alimentar de pó. Nossos órgãos dos sentidos, visuais, tácteis, olfativos e gustativos, bem como os centros cerebrais, que geram a sensação de saciedade e o prazer do sabor, nos levam espontaneamente a comer alimentos que têm aparência, gosto, cheiro e consistência determinados.

Um pó branco, mesmo adocicado e aromatizado, não possui nenhum estímulo capaz de nos emocionar. Alimentar-se talvez seja ingerir certo número de nutrientes e de energia, mas é principalmente e cada vez mais, com a necessidade de compensar o estresse da vida moderna, obter um prazer básico fornecido por nossos órgãos sensoriais e ter nossos instintos satisfeitos.

Todos os nutricionistas sabem que tratamentos prolongados de proteínas em pó produzem, a longo prazo, reações bulímicas, condição instável que exclui qualquer possibilidade de estabilização.

Por esse motivo simples, mas fundamental, esse tipo de alimentação só deve ser ocasional.

- O segundo inconveniente das proteínas em pó diz respeito à sua pureza desigual.

É preciso, em primeiro lugar, não confundir as proteínas em pó com os substitutos de refeições, refeições simples cujo teor de proteínas, lipídios e glicídios é semelhante ao de qualquer prato tradicional, mesmo sem o mesmo prazer.

Os envelopes de proteínas para a dieta protéica apresentam-se como puros, mas nem todos possuem essa pureza. Sem citar marcas, saiba que a única pureza que poderia ultrapassar a da quinta-feira protéica do Plano Protal deveria indicar 95% do valor calórico em proteínas e, no meu conhecimento, há muito poucas no mercado.

- O terceiro inconveniente vem do valor biológico dessas proteínas.

Nem todas as proteínas comercializadas têm a mesma qualidade. Essas diferenças dependem do tipo de alimento que as forneceu e da maneira como foram extraídas.

As proteínas são formadas por longas cadeias de aminoácidos, das quais oito são indispensáveis. A ausência na alimentação de um único desses aminoácidos bloqueia a sua síntese e obriga o organismo a retirar suas proteínas dos músculos do corpo. É o caso das proteínas vegetais, na maioria incompletas, que devem ser enriquecidas com aminoácidos. Para evitar essas combinações artificiais que dificilmente reproduzem o conjunto natural, é preferível escolher proteínas completas de origem animal, das quais as mais comuns provêm do leite.

- O quarto inconveniente é a ausência de fibras.

Na ausência de fibras, o tubo digestivo não encontra durante uma refeição em pó um ponto de apoio necessário ao seu bom funcionamento. O uso prolongado destas proteínas provoca uma constipação rebelde, gazes desagradáveis e, às vezes, doloridos.

Essa ausência de fibras acarreta também o problema de palatabilidade. As refeições em pó não fornecem a consistência e a resistência necessárias à enorme armadura muscular e sensorial da boca. Sua ingestão muito rápida dá a impressão de não se consumir nada.

Enfim, devido à ausência de fibras, ocorre a assimilação máxima dos alimentos e das calorias.

Há algumas marcas no mercado que incluem farelo de trigo em seus preparados protéicos, mas geralmente essa presença é simbólica e, mesmo em doses corretas, as fibras insolúveis de trigo podem irritar os intestinos femininos com facilidade.

A única maneira de utilizar todos os recursos das fibras, que tanta falta fazem nessas proteínas em pó, é recorrer ao farelo de aveia, protótipo da fibra solúvel, amena para o intestino e cruel para as calorias que ela seqüestra e carrega para as fezes, a sorte grande para o obeso. Sobre isso e seus múltiplos interesses e recursos, falarei mais adiante.

Conclusão: para uso prolongado, a proteína em pó se mostra mais desvantajosa do que vantajosa, mas em casos pontuais pode ser útil. Pode substituir uma refeição ameaçadora, um sanduíche ou evitar que a pessoa pule uma refeição.

Na prática do Plano Protal, ela não tem qualquer interesse durante a dieta de emagrecimento, mas pode, na fase de estabilização definitiva, numa quinta-feira de dieta protéica, substituir uma das principais refeições para reforçar a eficácia desse processo.

## As fibras estabilizadoras. Três colheres de farelo de aveia por dia, por toda a vida

O leitor perseverante deve ter constatado que costumo me repetir, mas é por querer, porque uma regra, para ser seguida, deve ser compreendida e, para ser compreendida, deve ser martelada, principalmente quando se trata de noções novas ou que saem do esquema explicativo tradicional.

Insisti tanto sobre as proteínas porque, ao contrário do que se pensa, esse nutriente não é, como a gordura ou o açúcar, um simples vetor de calorias. Em certas condições, principalmente quando utilizadas em estado puro, as proteínas podem tornar-se um "antialimento", não só diminuindo parte de seu aporte de energia, mas, estranhamente, inibindo por certo tempo os órgãos assimiladores.

Pelos mesmos motivos, insisto sobre a questão das fibras, cuja atuação para regular o trânsito intestinal o público bem-informado já conhece, embora ignore como agem fantasticamente no sentido de regular o peso.

## *Fibras solúveis e insolúveis*

Na grande família das fibras, conhecemos as insolúveis, que servem para envolver os vegetais, resistem à sua dissolução e são utilizadas por sua resistência e seu efeito de facilitar o trânsito intestinal: as mais conhecidas e utilizadas são as do farelo de trigo.

As fibras solúveis diferem das anteriores por sua consistência flexível e por sua capacidade de dissolução no tubo digestivo. São encontradas na pectina da maçã, da berinjela, da abobrinha e principalmente no farelo de aveia.

As fibras insolúveis e duras do farelo de trigo são indicadas para a constipação, mas sua dureza pode pôr à prova os intestinos sensíveis das mulheres, sobretudo daquelas que se queixam de gazes e sonham em não ter barriga.

As fibras solúveis também exercem ação sobre a constipação, mas bem mais suave. Entretanto, seu papel fundamental pouco conhecido é o de formar no tubo digestivo um gel difuso que envolve e impregna os alimentos, e aprisiona nas suas miríades de vacúolos uma pequena parte do que lá está, nutrientes e calorias, apanha-os como se fosse uma armadilha e carrega-os nas fezes.

O farelo de aveia e a pectina da maçã são os melhores representantes dessas fibras, mas a segunda não existe em estado puro na alimentação. Por esse motivo, optei pelo farelo de aveia.

## *Farelo de aveia: um alimento comprovadamente emagrecedor*

O farelo de aveia é o alimento mais rico em fibras solúveis, com 25%; bem mais do que a ameixa ou o figo seco, com 10%, as vagens, com 7%, e a cenoura ou o alho-poró, com 3%. Suas fibras solúveis são capazes de absorver de água até quarenta vezes seu volume.

Atualmente, sabe-se que um consumo diário e superior a 10 gramas dessas fibras permite a formação de uma rede no intestino que prende com visco os nutrientes, o que é uma vantagem maravilhosa para os que têm excesso de colesterol e para os diabéticos, mas é ainda melhor para os que têm tendência a engordar e se aproveitam em demasia dos alimentos.

Em dosagem suficiente, as fibras solúveis de aveia são capazes de seqüestrar calorias do bolo intestinal, quantidades modestas, mas significativas quando são repetidas a longo prazo. Embora pareça inacreditável, essas calorias furtadas e depois carregadas nas fezes jamais entrarão na corrente sangüínea e não poderão ser utilizadas e estocadas pelo organismo.

*O farelo de aveia provoca um gasto inesperado das calorias indesejáveis retiradas dos três nutrientes fornecidos pela alimentação. Hoje, devemos considerar o farelo de aveia um alimento emagrecedor.*

Parece que, nesse campo, os americanos são mais perspicazes do que os franceses. Florão da nutrição americana, a aveia foi o primeiro alimento a receber o rótulo da American Heart Association (Associação de Cardiologia Americana) que permite aos fabricantes do país recomendar esse alimento na prevenção das doenças cardiovasculares e do diabetes.

## *Como utilizar o farelo de aveia?*

O farelo de aveia é encontrado em forma de flocos sem aroma nem cheiro. Mas, nessa forma, é comum a queixa de que gruda no céu da boca. Além disso, a dose diária de três colheres de sopa pode irritar ligeiramente, nos primeiros dias, os intestinos mais sensíveis. Então, é preciso aprender a consumi-lo.

- Uma precaução rotineira consiste em introduzir progressivamente o farelo de aveia na alimentação, começando-se com uma colher de sopa por dia para ao fim de uma semana chegar à dose correta, que é de três colheres.
- O farelo de aveia pode ser consumido com água, mas sua rápida gelificação torna-o pastoso, o que não agrada a todos. Muitos preferem utilizá-lo misturado com laticínios magros, queijos brancos ou iogurtes que se aproveitam desta gelificação para ganhar em consistência e adquirir um agradável sabor de cereal.

  A melhor forma de consumi-lo é em panqueca ou crepe, cuja receita se segue: misturar bem duas colheres de sopa de farelo de aveia com outras duas de farelo de trigo. Acrescentar um ovo ou uma clara, conforme o apetite, e mais uma colher de sopa de queijo branco com 0%

de gordura. Salgar ou adoçar a gosto. Bater bem e cozinhar em uma frigideira antiaderente, untada com duas gotas de óleo. Cozinhar um minuto de cada lado. Dessa forma, o farelo de aveia se transforma num alimento que a pessoa comerá com prazer. Associado ao ovo, essa panqueca possui poderoso efeito saciador que, acrescido de sua capacidade de frear o consumo de calorias, torna-a um autêntico alimento emagrecedor.

Uma precaução quanto ao uso pelos espasmofílicos, cuja sensibilidade exacerbada ao estresse é responsável por seu déficit crônico de magnésio. Ora, o que faz a força do farelo de aveia, seu poder de aprisionar nutrientes e calorias à luz intestinal, se exerce também sobre alguns sais minerais ou oligoelementos do bolo alimentar.

A dose de três colheres de sopa por dia não é suficiente para perturbar esses elementos, mas dou esse alerta a certas pessoas zelosas que, diante dos resultados obtidos, estariam dispostas a multiplicar essa dosagem. Elas deveriam, então, acrescentar à sua alimentação pequenas doses de magnésio e, no inverno, vitamina D.

## Conclusão

Devo insistir, para os que descobrem o farelo de aveia lendo meu livro e compreendem o papel potencial que pode desempenhar esse fantástico aporte de fibras solúveis na sua nova vida, que não se trata de um medicamento. É uma reserva concentrada e preciosa de fibras solúveis, elemento natural indispensável a cada um de nós, e mais ainda para quatro categorias de indivíduos: os constipados, os obesos, os diabéticos e os com excesso de colesterol. Acrescento, para concluir a demonstração, que as fibras têm o poder de reduzir de maneira significativa a freqüência do câncer de intestino.

No nosso caso, só a obesidade ou a tendência a engordar preocupa e, principalmente, a esperança de obter, com duas medidas simples e pouco limitadoras, uma estabilização definitiva do peso.

O que haveria em um dia de proteínas puras por semana e três colheres de sopa diárias de farelo de aveia para fazer hesitar aqueles que desde sempre combatem sua tendência a engordar?

### Resumo da dieta de estabilização definitiva

Voltar a ter uma alimentação normal seis dias por semana, mantendo os bons reflexos adquiridos durante a dieta, mas seguindo um dia por semana — às quintas-feiras — ou, em caso de impossibilidade, às quartas ou sextas-feiras, uma dieta de proteínas puras (dieta de ataque), de maneira regular e para o resto da vida.

E também para o resto da vida, tomar diariamente três colheres de sopa de farelo de aveia.

Não seguir à risca essas duas medidas que formam um dos pilares do Plano Protal acarreta certamente voltar a médio prazo a recuperar todo o peso perdido.

# Receitas e cardápios para a dieta de ataque e a intermediária

Você já deve estar familiarizado com a dieta das proteínas puras, que representa a ponta-de-lança da parte estritamente emagrecedora do Plano Protal, e com a quinta-feira de estabilização. Se já iniciou a dieta, provavelmente constatou sua surpreendente mistura de simplicidade e eficácia. Essa simplicidade que exclui qualquer ambigüidade define com precisão os alimentos que podem ser utilizados e é um de seus melhores trunfos. Mas essa dieta possui também seu calcanhar-de-aquiles, porque alguns pacientes correm o risco, por falta de tempo ou de imaginação, de se ater a uma seleção muito restrita de alimentos, acabando por comer de maneira repetitiva e cansativa sempre os mesmos bifes, ovos duros e iogurtes desnatados.

Claro que essa solução está de acordo com a proposta da dieta, que permite escolher e comer livremente os alimentos autorizados, mas, a longo prazo, tal limitação pode tornar-se monótona e dar a impressão de que a dieta é sem graça e frustrante.

Ora, não é verdade, e é importante, principalmente para os que têm muito peso a perder, se esforçar para tornar essa dieta não só aceitável, mas apetitosa e atraente.

Ao longo das consultas, constatei que, diante da mesma lista de alimentos autorizados, algumas mulheres mostravam-se mais criativas que outras e conseguiam inventar combinações audaciosas de alimentos e preparar receitas que tornavam sua dieta agradável.

Acostumei-me a anotar essas receitas e a propô-las a outras mulheres que não tinham nem tanto tempo nem tanta criatividade, criando assim uma bolsa de troca de receitas a serviço de todos os que se dispunham a iniciar a dieta Protal.

Essas receitas foram elaboradas a partir da lista de alimentos protéicos que pertencem à dieta de ataque e depois da dieta intermediária de alternância.

As receitas são apenas sugestões e não esgotam a veia inventiva de algumas mulheres que sempre conseguem inovar e tornar essa dieta cada vez mais diversificada. Se alguma de vocês pertence a esse círculo cada vez mais restrito de exímias cozinheiras, de antemão agradeço se me enviarem novas receitas, que farei questão de incluir nas próximas edições desta obra.

O objetivo desta coletânea de receitas é permitir a quem utilizá-las melhorar a qualidade e a apresentação dos pratos e das refeições.

# Receitas para a dieta de ataque das proteínas puras

## Os molhos

A maioria dos molhos utiliza gorduras como óleo, manteiga ou creme de leite, que são os principais inimigos do candidato ao emagrecimento e por isso totalmente excluídos das duas primeiras fases estritamente emagrecedoras.

O grande problema do Plano Protal é, portanto, encontrar aglutinantes e molhos que permitam preparar alimentos nobres e preciosos como carnes, peixes, ovos e aves.

Para substituir essas gorduras, temos à disposição óleo mineral, ágar-ágar e amido de milho.

***O óleo mineral***

Esse óleo atravessa o tubo digestivo sem penetrá-lo. Graças a essa característica, não contribui com nenhuma caloria para o organismo. Tem poder lubrificante, o que importa nessas dietas que provocam certa constipação.

Seus únicos inconvenientes são a consistência um pouco mais pesada que a dos óleos vegetais — inconveniente que pode ser reduzido com o acréscimo de água mineral, que facilita sua emulsão — e a possibilidade, em caso de abuso, de provocar diarréias desagradáveis que podem ser minoradas com a redução das doses e a combinação a outros ingredientes do molho.

***Ágar-ágar***

É uma gelatina de alga. Pouco conhecido, esse ingrediente vegetal e pouco calórico é vendido em mercearias e supermercados de comida oriental. Sua consistência gelatinosa permite engrossar os molhos. Deve ser utilizado em quantidades bem pequenas (1/4 de colher de café para 150ml de líquido).

***O amido de milho***

O amido de milho é utilizado na culinária como espessante e para dar liga. É um glicídio, mas as quantidades usadas são mínimas (uma colher de café para 125ml de molho) e não devem ser levadas em consideração. Esse ingrediente permite preparar um molho cremoso, um molho bechamel, sem acréscimo de gordura.

Antes de usado, o amido deve ser diluído em um pouco de líquido frio (água, leite, caldo) e a seguir incorporado à mistura aquecida. No cozimento, engrossa.

***Cubos de caldo com 0% de gordura (carne, frango, peixe e vegetais)***

Muito úteis no preparo de certos molhos, não só para engrossar e aglutinar alimentos, substituindo o óleo no vinagrete, mas também, e principalmente, misturados com meia cebola picada e dourada, dão mais sabor às carnes e peixes, sem nenhum acréscimo de gordura.

***A partir desses ingredientes, proponho algumas receitas de molho.***

## Vinagrete

Molho básico de grande importância e muito utilizado no período intermediário para facilitar o consumo de saladas e verduras cruas. Pode ser preparado de três maneiras e assim ser adaptado à maioria dos paladares.

***Vinagrete de óleo mineral***

Para obter vinagrete com gosto agradável e esquecer que esse óleo é pesado, é preciso preparar uma emulsão com água mineral e aumentar a dose de vinagre e de mostarda. Respeite as seguintes proporções:

1 Colher de sopa de óleo mineral
1 Colher de sopa de água mineral gasosa
2 Colheres de sopa de vinagre de maçã ou balsâmico
1 Colher de chá de mostarda de Dijon
Sal e pimenta

Os aficionados podem acrescentar ervas finas, molho de soja, tabasco ou molho inglês.

***Vinagrete de caldo de legumes***

Diluir um pacote de caldo de legumes sem gordura em duas colheres de sopa de água quente e acrescentar uma colher de café rasa de amido de milho, duas colheres de sopa de vinagre e uma colher de sopa de mostarda de Dijon.

## Maionese

***Maionese clássica com óleo mineral***

Colocar numa tigela uma gema com sal e pimenta e uma colher de café de vinagre. Misturar bem. Sempre sem parar de bater, acrescentar o óleo mineral aos pouquinhos. Quando o molho começar a ficar mais homogêneo, verificar os temperos e acrescentar algum, se necessário. É o momento de colocar mostarda para facilitar a emulsão dessa maionese.

***Maionese verde***

Preparar como orientado acima, acrescentando salsinha e cebolinha picada.

***Maionese sem óleo***

Cozinhar um ovo para que fique duro. Amassá-lo com um garfo e acrescentar 50g de queijo branco com 0% de gordura. Acrescentar salsinha e cebolinha picada, salgar e apimentar.

## *Molho bérnaise de dieta*

Pegar uma cebola roxa pequena, estragão, vinagre e dois ovos. Colocar um copinho de vinagre em uma panela e cozinhar a cebola picadinha. Acrescentar o estragão, picado ou não. Deixar amornar o vinagre e acrescentar duas gemas, batendo-as bem, como para uma maionese.

## *Molho picante*

Acrescentar duas colheres de café de óleo mineral, sal e pimenta. Aquecer em banho-maria e servir com carne fria ou quente.

Misturar um ovo duro com três pepinos pequenos em conserva, uma cebola pequena crua e um maço de cheiro-verde. Misturar com dois iogurtes naturais desnatados, meia colher de café de mostarda e sal.

Esse molho picante é utilizado como acompanhamento de peixes, ovos duros, carnes e vegetais.

## *Molho branco*

Pegar duas gemas, um iogurte desnatado e mais meia xícara de leite desnatado. Amornar o leite, acrescentar sal e pimenta. Verter sobre as duas gemas, batendo bem; a seguir, acrescentar o iogurte. Aquecer tudo em banho-maria.

Para acompanhar peixes, acrescente um pepino pequeno picado.

## *Molho gribiche*

*Para quatro pessoas.* Passar um ovo cozido duro num moedor. Acrescentar duas colheres de café de mostarda, uma colher de sopa de vinagre, uma colher de café de óleo mineral diluído em água mineral, acrescentar uma colher de sopa de iogurte desnatado, bater bem e por fim misturar com sal, pimenta, salsinha e pepinos pequenos picados. Acompanha cozidos, carnes frias e especialmente língua.

## *Molho verde*

Pegar 25g de cada uma dessas ervas: agrião, salsinha, orégano, cebolinha, hortelã e cebola roxa.

Picar o mais fino possível todas elas. Picar três ovos duros e misturar. Acrescentar quatro iogurtes desnatados, vinagre, sal, pimenta e misturar muito bem. Guardar na geladeira.

Esse molho combina muito bem com carne bovina cozida, fria ou quente.

## Molho de tomate

*Para quatro pessoas.* Em uma frigideira antiaderente, refogar uma cebola picada, acrescentar seis a oito tomates frescos sem pele nem sementes ou, para os mais apressados, 300ml de tomates em lata. Temperar com sal e pimenta.

Tampar e cozinhar em fogo brando por vinte minutos. Deixar esfriar e bater no liquidificador. Temperar com hortelã fresca ou manjericão.

Utilizar em peixes ou legumes.

## Molho de ervas finas

*Para quatro pessoas.* Dissolver um pacotinho de concentrado sem gordura de peixe, carne ou verduras em meio copo de água morna e acrescentar, dissolvendo, uma colher de café de amido de milho. Levar ao fogo e mexer até engrossar. Retirar do fogo e acrescentar 200g de queijo branco magro, ervas de sua preferência, sal e pimenta.

## Molho caçador

*Para quatro pessoas.* Cozinhar duas cebolas pequenas em três colheres de sopa de vinagre e duas colheres de sopa de água em uma panela tampada por uns dez minutos. Destampar e reduzir durante cinco minutos. Retirar do fogo, acrescentar uma gema e duas colheres de sopa de queijo branco. Temperar com sal e pimenta. Acrescentar um galho de orégano picado. Aquecer em banho-maria até que o molho engrosse. Utilizar em carnes e peixes.

## Molho holandês

*Para quatro pessoas.* Em uma caçarola em banho-maria, bater uma gema com uma colher de café de mostarda e duas colheres de sopa de suco de limão. Aquecer durante alguns minutos em fogo brando para engrossar o molho e acrescentar 50ml de leite desnatado — lentamente e mexendo sempre. Deixar engrossar em banho-maria e manter aquecido até o momento de servir.

É um acompanhamento clássico para peixes, mas serve também para aspargos, vagens e espinafre.

### *Molho bechamel*

Misturar ¼ de litro de leite desnatado frio com uma colher de sopa de amido de milho, acrescentar um cubo de concentrado de carne sem gordura. Cozinhar alguns minutos em fogo brando até engrossar. Acrescentar, sal, pimenta e noz-moscada. Combina perfeitamente com todos os gratinados de verduras e principalmente com endívias com presunto.

### *Molho de raiz-forte*

Misturar um pouco de queijo branco magro com uma colher de café de raiz-forte ralada, sal e pimenta, até que a mistura fique leve.

Combina perfeitamente com peixes cozidos no vapor, em papel-alumínio ou no microondas. Também fica bom com carnes brancas.

### *Molho divino*

Colocar numa panela duas gemas, uma colher de sopa de mostarda, 150g de queijo branco magro e uma colher de maisena, sal e pimenta. Cozinhar lentamente até ferver. Retirar do fogo, acrescentar um punhado de ervas picadas e suco de limão.

Combina com terrinas e peixes quentes. Pode ser consumido quente ou morno.

## As carnes

***Em primeiro lugar, receitas com carne bovina:***

### *Carne assada*

Pegar um pedaço de contrafilé e colocá-lo no forno pré-aquecido. Salgar apenas no final do cozimento, para evitar que resseque. Cozinhar em forno bem quente por ¼ de hora para cada 450g de carne.

***Sobras de carne assada***

Servir com um dos diversos molhos descritos anteriormente.

## *Espetos de carne bovina*

Cortar 400g de filé em pedaços grandes e colocá-los em espetos. Intercalar com rodelas de cebola, tomilho e folhas de louro. Durante a dieta de ataque, em que só se consomem proteínas puras, é possível intercalar com pedaços de pimentão e de tomate, sem consumi-los, apenas pelo aspecto decorativo e pelo gosto que passa para a carne.

## *Bife com molho de raiz-forte*

Pegar 200g de carne crua moída e incorporar todos os ingredientes de um molho de raiz-forte (ver receita), tomando cuidado para conseguir uma mistura homogênea.

## *Steak au poivre (bife com pimenta)*

Pegar um belo bife e cozinhá-lo em uma frigideira antiaderente. Ao final do cozimento, recobri-lo com pimenta grosseiramente ralada. Enquanto isso, amornar meio iogurte desnatado, acrescentar uma colher de café de óleo mineral, apimentar e verter essa mistura sobre o bife bem quente. Deixar repousar com o fogo apagado, mexendo o restante do molho e vertendo-o sobre o bife.

## *Carne cozida na panela*

Cozinhar um corte de carne magra (entre 400g e 500g) em um litro e meio de água temperada com cebola, tomilho e louro. Acrescentar sal e pimenta.

Cozinhar por uma hora e 15 minutos e servir morna, cortada em quadradinhos e acompanhada de molho picante e pepinos em conserva.

Ao final da fase de ataque, quando as verduras voltam a fazer parte da dieta, é possível acrescentar um alho-poró no cozido. Servir a carne com molho de tomate.

## *Assado de carne moída (10-12 fatias)*

*Ingredientes:* 1,2kg de carne moída, dois ovos, sal, pimenta, uma cebola ralada e três colheres de sopa de queijo *cottage*.

Bater os ovos, a cebola ralada, o queijo, o sal e a pimenta. A seguir, misturar bem com a carne moída. Untar com óleo e polvilhar com farinha uma fôrma refratária média e colocar metade da preparação.

Cortar os ovos duros em rodelas e colocá-los um ao lado do outro sobre a carne, no pirex. Recobrir com o restante da carne moída.

Levar ao forno pré-aquecido e assar aproximadamente por uma hora em forno a 180ºC.

Pode ser comido frio ou quente, acompanhado de molho verde ou de tomate.

***Algumas receitas com vitela:***

## *Fricassé de vitela*

Pegar 450g de vitela, tendo o cuidado de escolher pedaços magros. Cortar em pedaços e cozinhar como a carne cozida na panela.

Enquanto isso, aquecer uma xícara grande de leite desnatado com tomilho. Salgar, apimentar e verter o leite morno sobre três gemas cruas, misturando bem. Verificar o tempero, ajustar se necessário e verter esse molho sobre a vitela. Aquecer sem ferver.

## *Escalope de vitela*

Preparar uma frigideira antiaderente, colocando uma camada de cebola regada com concentrado de carne sem gordura diluído em um pouco de água. Deixar cozinhar em fogo brando até o início da caramelização. Colocar o escalope sobre essa camada de cebola e deixar cozinhar dez minutos de cada lado. Ao final do cozimento, retirar a cebola e aumentar o fogo para que o escalope cozinhe mais um pouco no restante do molho. Servir com um pouco de casca de limão ralada.

## *Escalope de vitela na frigideira*

Preparação idêntica à anterior, mas no final do cozimento verter duas colheres de sopa de água no escalope sobre a camada de cebola e deixar ferver por um minuto. Servir com dois pepinos em conserva cortados em rodelas.

## *Pão de vitela*

*(Preparar de véspera). Ingredientes:* 500g de presunto *light* moído, 100g de carne de vitela moída, quatro ovos batidos, uma colher de pimenta-rosa moída, sal e pimenta-do-reino moída.

Misturar as pimentas e o sal com os ovos batidos. Acrescentar as carnes e misturar bem.

Untar e polvilhar com farinha uma fôrma de bolo inglês. Verter o preparado e levar ao forno aquecido a 160ºC durante uma hora a uma hora e 15 minutos, em banho-maria.

***Finalmente, algumas receitas para os apreciadores de miúdos:***

### *Fígado de vitela com vinagre balsâmico*

Colocar uma camada de rodelas de cebola numa frigideira antiaderente e cozinhar em fogo baixo até o início da caramelização. Colocar a fatia de fígado de vitela e cozinhar dez minutos de cada lado. Ao final do cozimento, retirar as cebolas, aumentar o fogo e aspergir com vinagre balsâmico.

### *Língua de boi com molho picante*

Retirar a gordura da língua. A seguir, cozinhá-la em um litro e meio de água com tomilho, louro e uma cebola. Acrescentar sal e pimenta.

Cozinhar por uma hora e 15 minutos, e a seguir, servir morna, cortada em fatias com um molho picante e pepinos em conserva.

Pense em consumir apenas a parte anterior da língua, que é mais magra, pois está próxima da ponta.

### *Espetinho de coração e rim*

Cortar em pedaços 400g de uma mistura na mesma quantidade de rins e corações de vitela ou carneiro. Enfiá-los em um espeto com rodelas de cebolas, alecrim e louro. Na dieta de ataque com proteínas, é possível intercalar pedaços de tomate e de pimentão, mas sem consumi-los, apenas para decorar e pelo sabor transmitido aos miúdos.

## As aves

### *Frango ao orégano*

Esfregar um frango com alho e orégano, a seguir picar o orégano e salpicar dentro do frango. Assar no forno ou na grelha. Evite consumir a pele e a extremidade das asas.

## *Suflê de frango*

Com uma faca, picar o peito do frango e acrescentar sal, pimenta e ervas.

Aquecer uma pequena xícara de leite desnatado e a seguir, misturá-la com duas gemas cruas. Misturar bem com o frango picado. Depois, bater as claras em neve e incorporá-las sem bater muito (o suflê subirá melhor). Colocar no forno em temperatura média por uma meia hora.

## *Terrina de frango com orégano*

*Ingredientes:* um frango de aproximadamente 1,5kg, duas cenouras, dois tomates, um alho-poró, cebola, orégano, uma clara, uma colher de café de pimenta-rosa, sal e pimenta-do-reino.

Lavar o frango na água fria e cortar em pedaços. Descascar os legumes (cenoura, alho-poró, cebolas, aipo, lavados e cortados). Colocar as verduras numa caçarola com um litro de água e levar ao fogo. Assim que ferver, pôr o frango, temperar com sal e pimenta e cozinhar em fogo baixo por uma hora. Retirar o frango, escorrer o excesso de água e retirar a carne, desfiando-a. Retirar as sementes dos tomates e cortá-los em cubinhos. Colocar os pedaços de frango em uma fôrma de bolo inglês, intercalando-os com tomate e orégano. Levar o caldo ao fogo e cozinhar até que fique reduzido a 250ml.

Com um garfo, bater as claras em neve, verter o caldo e deixar ferver por um minuto. Deixar amornar e peneirar. Colocar então o frango e temperar com a pimenta-rosa. Partir alguns pedaços de tomate e algumas folhas de orégano.

Desenformar a terrina num prato e levar à geladeira até a hora de servir. É preferível preparar na véspera.

## *Panelada de carnes*

*Para oito pessoas.* Ingredientes: um frango de 1,5kg, 400g de vitela, um coelho de um quilo, 200g de presunto *light*, ossos de vitela, alecrim, louro, pimenta-rosa, sal, pimenta e vinagre de vinho.

Cortar o presunto, o frango, o coelho e a vitela em pedaços. Colocar numa fôrma, misturando as carnes. Salgar levemente, temperar com pimenta-do-reino, alecrim, louro e cinco grãos de pimenta-rosa.

Cobrir tudo com uma mistura de vinagre e água (dois volumes de água para um de vinagre). Acrescentar os ossos da vitela para formar uma gelatina. Tampar e levar ao forno a 200ºC para assar por três horas. Comer frio.

### *Coelho com mostarda*

Passar mostarda num lombo de coelho; a seguir, espalhar tomilho em pó e colocá-lo em uma folha de papel-alumínio. Assar por uma hora em forno quente. A seguir, retirar a folha de papel-alumínio.

Misturar ½ iogurte desnatado com sal e pimenta. Verter sobre o coelho, misturando com a mostarda que secou durante o cozimento.

Servir com rodelas de pepino em conserva, depois de ter aquecido tudo no forno.

## Os peixes

### *Pescada cozida no vapor*

Pegar uma pescada de tamanho médio, previamente limpa pelo peixeiro. Lavar e secar com cuidado. Colocar o peixe entre dois pratos e a seguir pôr tudo numa caçarola com água fervendo.

A pescada estará cozida depois de 15 minutos. Acrescentar limão, sal, pimenta e salsinha picada.

### *Pescada ao molho branco*

Cozinhar a pescada em um caldo. Servir com molho branco e salsinha picada (ver *molho branco*).

### *Pescada fria*

Pegar as sobras de uma pescada, acrescentar maionese e colocar numa pequena tigela. Decorar com ovos duros cortados em quartos.

Se preferir, pode ser quente: junte as sobras de uma pescada com molho branco e salsinha. Aqueça numa pequena panela e sirva.

Para uma refeição rápida, as sobras da pescada podem ser servidas de maneira ainda mais simples, com um molho vinagrete.

### *Dourado grelhado*

Escolher um dourado pequeno e limpo. Lavar e colocar na grelha ou no forno, depois de tê-lo recheado com alecrim, salsinha e cebola picada.

O peixe estará cozido quando estiver com a pele bem dourada (cerca de 45 minutos). Salgar ao final do cozimento.

## *Salmão em papel-alumínio*

Pegar uma posta de salmão e colocá-la numa folha de papel-alumínio. Temperar com sálvia, limão, sal e pimenta. Acrescentar rodelas de cebola e um alho-poró também cortado, que deve ser retirado ao final do cozimento. Fechar bem o papel-alumínio e levar ao forno quente por não mais que dez minutos ou até menos, se não quiser que resseque.

## *Salmão grelhado unilateralmente*

Escolher um filé de salmão com pele. Em uma chapa recoberta de papel-alumínio, colocar o filé com a pele virada para cima, cobri-la com sal grosso e colocar na parte mais alta do forno, imediatamente sob a grelha (a pele recoberta de sal grosso deverá ficar voltada para a resistência).

Deixar no forno até que o sal fique úmido e a pele, craquelada e torrada. Nesse momento, a parte do filé em contato com a pele estará cozida, com consistência firme e cor de salmão alaranjado. A outra parte estará apenas morna e continuará rosada e macia. Tirar o filé, retirar o sal grosso, virar, de modo que a pele tostada do salmão fique para baixo, e servir.

## *Salmão cru marinado*

Pegar uma bela fatia de salmão, ou melhor, meio salmão cru, e colocá-lo para marinar numa mistura de limão, sálvia, tomilho, aneto, ervas finas, sal e pimenta por uma noite. Cortar em fatias finas e servir decorado com aneto.

## *Salmão cru à japonesa*

Essa é a maneira mais prática e rápida de se preparar um peixe. Cortar um escalope de salmão em sentido transversal, da superfície à pele, em fatias meio finas. Colocá-las em um prato, uma ao lado da outra. Regar com molho de soja (shoyu). Servir imediatamente

## *Salmão ao molho de raiz-forte*

Pegar 150 a 200g de salmão moído e misturar um após o outro todos os ingredientes do molho de raiz-forte (ver receita), tomando cuidado para obter uma mistura homogênea.

### *Patê de badejo*

*(Preparar de véspera). Ingredientes:* um quilo de badejo limpo, oito ovos, uma colher de café de sal, pimenta, 140g de concentrado de tomate, um envelope de concentrado de peixe, dois litros de água e um copo de vinagre de vinho.

- *Na antevéspera:* ferver a água com o concentrado e, no momento de colocar o peixe, verter o vinagre. Depois de cozido, deixar esfriar um pouco e retirar a espinha central. Retirar de cada lado os filés, o resto será cortado em pedaços médios. Colocar na geladeira e deixar escorrer durante a noite.
- *Na véspera:* bater os ovos na batedeira, temperar com sal e pimenta. Acrescentar o concentrado de tomate. Misturar. Em uma saladeira, misturar a metade da preparação em um refratário de 26cm de comprimento. Acrescentar os dois filés e cobrir a segunda metade. Colocar para assar em banho-maria, no forno a 180ºC. Deixar esfriar e pôr na geladeira por uma noite.

## Frutos do mar: crustáceos e conchas

### *Caçarola de mariscos*

Os mariscos (com casca) devem ser frescos, pesados e de tamanho médio, bem esfregados e lavados várias vezes.

Depois dessa operação, colocá-los numa caçarola com um copo de água e duas colheres de vinagre, cebola em rodelas, salsinha picada, tomilho, louro, um pouco de alho e pimenta-do-reino.

Colocar a caçarola em fogo alto e sacudi-la. Assim que as cascas dos mariscos se abrirem, é sinal de que estão cozidos. Colocá-los em uma saladeira com o molho. Salgar o caldo depois de pronto.

### *Empadinhas de mariscos*

*Ingredientes:* três ovos, 1kg de marisco limpo, vinho branco seco para cozinhar, salsinha, sal, pimenta e uma colher de sopa de queijo branco magro.

Colocar o marisco em uma caçarola com o vinho branco em fogo alto. Quando estiver cozido, escorrido e morno, misturá-lo com uma colher de sopa de queijo branco, salsinha, sal e pimenta. Colocar em forminhas no forno em temperatura branda.

### Casquinha de siri

Escolher siris vivos, grandes e pesados. Colocá-los em um caldo fervente e deixar cozinhar uns minutos de acordo com o tamanho. Abrir e retirar o que é comestível. É possível usar carne de siri congelada.

Preparar uma maionese (ver receita em *Os molhos*) e misturar ao siri limpo. Servir na própria casca de siri e decorar com rodelas de ovo duro. Para uma melhor apresentação, é possível acrescentar fatias de tomates e uma folha de alface, que poderão ser comidos assim que começar a fase com verduras no Protal II.

### Gratinado de mariscos e camarões

*Ingredientes:* ½kg de marisco com casca e 200g de camarão.

Cozinhar o marisco em água e sal, em fogo alto, até que as cascas se abram. Preparar dois ovos duros, picar uma cebola e um pouco de salsinha. Esmagar os ovos, misturar com os mariscos e os camarões e temperar com sal e pimenta-do-reino. Se necessário, umedecer com a água do cozimento dos mariscos. Colocar em forminhas refratárias e levar ao forno por 20 minutos.

### Maionese de lagostim

Lavar cuidadosamente ½kg de lagostim. Mergulhá-lo num caldo, como orientado para cozinhar siris, em *casquinha de siri*. Deixar esfriar no caldo do cozimento. Servir com maionese (ver receita de *maionese*).

### Bandeja de frutos do mar

As ostras são saboreadas com um pouco de limão ou de vinagre com cebolas.

Preparar uma bonita bandeja com ostras e acrescentar mexilhões, mariscos e camarões servidos sobre uma camada de gelo picado e algas.

## Os ovos

Os ovos são de grande ajuda durante a fase de ataque. É aconselhável ter sempre alguns ovos duros na geladeira.

## Ovos quentes

São necessários 3 minutos para um ovo quente e 4 para um ovo mais firme.

## Ovos mexidos

Colocar um pouco de leite em uma pequena panela. Pegar três ovos e batê-los como para uma omelete. Temperar com sal e pimenta e verter os ovos no leite, batendo sem parar durante o cozimento. Os ovos mexidos não devem ficar cozidos demais, mas úmidos e moles. Os puristas, por amor à cremosidade, preparam os ovos mexidos em banho-maria.

Podemos melhorar estes ovos acrescentando alguns camarões-rosa picados ou um pouco de fígado de frango, e quando iniciar o Plano Protal II, que inclui verduras, pedacinhos de alho-poró. Nos dias de festa, esses modestos ovos merecerão uma trufa esmigalhada ou uma colher de sopa de caviar.

## Ovos recheados com camarão

É uma entrada agradável nessa dieta com poucas entradas.

Cozinhar os ovos até que fiquem duros e deixá-los esfriar. Retirar as gemas e esmagá-las, incorporando alguns camarões picados. Acrescentar um pouco de maionese de dieta e enfeitar com o restante dos camarões.

## Pudim de ovos

*Ingredientes:* cinco ovos, 375ml de leite desnatado quente, um favo de baunilha, 10ml de extrato de baunilha, noz-moscada ralada e sem ralar.

Bater os ovos numa saladeira grande. Aquecer, sem ferver, o leite com a baunilha cortada em dois, após ter raspado o seu interior. Retirar o favo e verter devagar o leite quente sobre os ovos. Acrescentar a baunilha líquida e duas colheres de café de noz-moscada em pó. Transferir para uma fôrma de pudim. Ralar um pouco de noz-moscada sobre o preparado.

Levar ao forno aquecido a 160ºC e cozinhar em banho-maria. O tempo de cozimento deve ser verificado conforme o forno.

## Ovos nevados

Quebrar quatro ovos, separar as claras das gemas e, numa saladeira grande, bater as claras em neve bem firme.

Ferver ½ litro de leite desnatado com um favo pequeno de baunilha. Com uma concha, pegar as claras e fazer bolas, deixando-as cair no leite ainda quente. Quando essas bolas estiverem bem infladas, virá-las e, a seguir, com uma escumadeira, deixá-las escorrer em um prato.

Bater as gemas e verter o leite sobre elas, batendo bem, recolocar no fogo brando e mexer sem parar. Quando o creme começar a engrossar, retirar do fogo para evitar que desande e adoçá-lo com aspartame em pó. Colocar delicadamente as claras cozidas, que flutuarão sobre esse creme. Sirva frio.

### *Gemada*

Colocar em uma tigela uma gema com um pouco de aspartame para dissolver e uma pequena colher de água de flor de laranjeira. Bater até que a mistura fique homogênea. Acrescentar um copo grande de leite desnatado para clarear a mistura, tomando cuidado de mexer lentamente para evitar que a gema desande.

### *Gelatina de ovo com presunto*

Preparar ovos quentes (ferver 4 minutos) e a mesma quantidade de metades de fatias de presunto magro.

Colocar a folha de gelatina em água fria por um ou dois minutos e escorrer, apertando-a com as mãos. A seguir, aqueça-a para que fique líquida e tempere com pimenta e uma gota de conhaque.

Enrolar cada ovo ainda quente em meia fatia de presunto e coloque-o numa forma de refratário. Arrume os ovos lado a lado. Verta a gelatina líquida e deixe esfriar.

# Receitas para a dieta de alternância: proteínas e vegetais

## Receitas só de vegetais

### *Couve-flor*

Pegar uma couve-flor bem branca e cortar em buquês grandes. Lavá-los cuidadosamente e colocá-los para cozinhar em uma grande panela com água salgada. Preparar um molho branco (ver receita de molho branco) e vertê-lo sobre a couve-flor perfeitamente escorrida. Servir com ovos duros cortados ao meio.

## *Suflê de couve-flor*

Cozinhar uma couve-flor como indicado previamente e escorrer bem. Preparar um molho branco (ver receita de molho branco, mas acrescentar duas gemas ao molho).

Em outra tigela, bater as duas claras em neve e incorporá-las lentamente ao molho branco. Colocar a couve-flor em pedaços em um refratário para suflê e assar no forno por vinte minutos.

## *Refogado de cogumelos-de-paris*

Numa frigideira antiaderente, colocar uma camada de cebolas e deixar dourar com um cubo de concentrado de galinha, dissolvido em um pouco de água até ficar meio caramelado. Acrescentar os cogumelos cortados em fatias grossas e deixar reduzir lentamente e sem tampar, para obter uma textura mais mole. Acrescentar alho, salsinha, pimenta e servir quente, como acompanhamento de carnes ou aves.

## *Cogumelos recheados*

Escolher cogumelos grandes. Lavá-los e retirar os cabos. Picar os cabos com alho e salsinha, temperar com sal e pimenta e acrescentar algumas colheres de leite desnatado. Cozinhar esse recheio no forno bem quente ou numa frigideira antiaderente.

Rechear os cogumelos com esse recheio e recolocar no forno bem quente para assar. No meio do cozimento, acrescentar umas colherinhas de óleo mineral sobre cada cogumelo.

## *Espinafre ao molho branco*

Lavar cuidadosamente as folhas do espinafre e cozinhá-las por 10 a 15 minutos em uma panela grande de água fervente, com sal. Colocá-las numa peneira e amassá-las bem para retirar a água. Acrescentar o molho branco (ver receita de molho branco) e levar ao forno. Servir com ovos duros cortados ao meio ou como acompanhamento de carnes e aves.

## *Erva-doce*

A erva-doce é uma planta original pelo sabor anisado e possui grande valor nutricional, porque é rica em antioxidantes de grande proteção. Pode ser preparada em salada, cortada crua em fatias transversais para espalhar numa saladeira, misturada com um vinagrete de dieta.

Pode também ser preparada fervida por muito tempo, para quebrar a resistência das fibras duras. Nesse caso, vale a pena temperar com limão e salsinha e servir morna ou à temperatura ambiente.

## *Vagem*

Prêmio máximo na categoria emagrecimento. A vagem é um dos alimentos menos calóricos do planeta e é rica em pectina, substância que participa ativamente na sensação de saciedade. Entretanto, muitas vezes, é desprezada por quem está de dieta, porque o cozimento no vapor (geralmente aconselhado), sua cor sem graça e sua insipidez não estimulam as sensações.

Na salada, não esquecer de acrescentar, além do vinagrete, cebola e salsinha picadas. Misture-a com outros alimentos mais coloridos, como tomates e pimentões.

Como acompanhamento de uma carne ou de uma ave, pode ser preparada ao molho branco ou servida com um escalope ao molho.

## *Tomates, cottage e manjericão*

Pegar um pote de queijo magro. Retirar o queijo e colocá-lo sobre uma peneira durante meio dia para obter uma retração e solidificação do coalhado. Assim, sua consistência será mais firme.

Preparar um prato cheio de tomates cortados em fatias. Colocar o queijo sobre os tomates. Completar com manjericão, sal, pimenta e temperar com vinagrete.

## *Salada de endívias*

As endívias são muito interessantes para os que estão de dieta e que não têm tempo de cozinhar na hora do almoço. Podem utilizar essa verdura pouco calórica, limpa e fácil de transportar. Além disso, a endívia possui sabor ligeiramente amargo e consistência fresca e crocante muito apreciada.

Diante de tantas vantagens, é possível preparar, só para ser usado com ela, um molho que vai contra nosso princípio e aceita um corpo estranho e eminentemente perigoso para o regime: o queijo roquefort.

Esse molho é preparado misturando o conteúdo de pequena quantidade de queijo branco magro com uma colher de café de roquefort da parte verde-escura e uma colher de vinagre de vinho. Para tranqüilizá-lo, saiba que essa quantidade de roquefort contém tanta gordura quanto uma azeitona preta. Uma bela salada de endívias com sua neve turquesa, tão útil aos que fazem dieta, bem vale essa azeitona.

## Pepinos quentes e frios

*Preparação quente:* descascar, lavar e cortar os pepinos. Cozinhá-los por dez minutos na água fervente com meio copo de vinagre e um pouco de sal. Escorrer e servir acompanhado de molho branco.

*Em salada:* deixar os pepinos cortados em cubos e com um pouco de sal sobre uma peneira durante uma hora. Servir com um vinagrete e algumas rodelas de cebola.

## Endívias refogadas

Lavar e cozinhar as endívias no vapor. Preparar um molho com um cubo de concentrado de carne sem gordura dissolvido em um pouco de água. Numa frigideira antiaderente, dourar nesse molho algumas rodelas de cebola. Refogar as endívias que foram previamente secas. Servir morno com o molho. Combina perfeitamente com carne branca de vitela ou de peru.

## Endívias gratinadas

Lavar e cozinhar as endívias no vapor. Escorrê-las, salgá-las e colocá-las num refratário. Cobrir com um molho branco (ver receita de molho branco). Bater um ovo e recobrir o todo. Levar ao forno para dourar.

## Aspargos ao molho mousseline

Comprar aspargos firmes. Esfregá-los, tomando o cuidado de tirar todos os fios. Cozinhá-los por vinte a 25 minutos.

Preparar uma maionese de dieta. Bater a clara de um ovo em neve e vertê-la, batendo-a na maionese. Após obter uma mistura homogênea, acrescentar um fio de vinagre de maçã, que liquidifica o molho. Servir os aspargos mornos recobertos com o molho *mousseline*.

## *Sopa milagrosa*

Trata-se de uma sopa que vai além das receitas aconselhadas e está baseada nos recentes trabalhos de pesquisadores que provaram a ação emagrecedora da sopa em pedaços a longo prazo.

Essa sopa contém os seguintes ingredientes: quatro dentes de alho, seis cebolas grandes, uma ou duas latas de tomates pelados, um repolho grande, seis cenouras, dois pimentões verdes, um aipo, três litros de água, três envelopes de caldo de carne sem gordura e três envelopes de caldo de galinha sem gordura.

Descascar e cortar todos esses legumes em pedaços pequenos e médios. Colocá-los numa panela e cobrir com água. Ferver por 10 minutos, diminuir o fogo e cozinhar até que os legumes estejam tenros.

Essa sopa satisfaz plenamente, e a presença de pedaços no caldo explica por que é eficaz para o emagrecimento. Essa coabitação num mesmo alimento de elementos sólidos e líquidos impõe uma velocidade única para a travessia do tubo digestivo.

Os pedaços sólidos, retidos no estômago até a total desintegração, acabam por distendê-lo e gerar uma sensação de saciedade de tipo mecânico. O caldo, líquido, atravessa muito mais rápido o estômago e chega ao intestino delgado, onde seus elementos nutritivos estimulam os receptores da parede e geram uma saciedade química. A satisfação mecânica por distensão estomacal e a saciedade metabólica do intestino delgado concorrem juntas para reduzir depressa e por muito tempo a fome.

Essa sopa é recomendada principalmente para as inúmeras pessoas que chegam em casa esfomeadas ao final do dia por causa de um almoço insuficiente ou rápido, e que não podem deixar de beliscar "alimentos vilões", tão gratificantes quanto ricos e nocivos à dieta. Uma tigela desta sopa servida quente acaba com os tormentos e permite esperar sem afobação o jantar.

## *Sopa de abóbora*

Pegar ½kg de abóbora, retirar a casca e cortar em pedaços grandes.

Pôr os pedaços em uma panela de pressão, cobrir com água, acrescentar um envelope de concentrado de carne sem gordura. Cozinhar por 20 a 30 minutos. Ao final do cozimento, temperar com sal e pimenta e incorporar 100g de queijo branco magro. Bater levemente no liquidificador para sentir derreter na boca os pedacinhos da abóbora.

### *Sopa cremosa de abobrinha*

Descascar, lavar e cortar em pedaços grandes quatro abobrinhas, uma cebola grande, uma cenoura e um nabo. Colocar todos esses pedaços numa panela de pressão com um envelope de caldo de carne sem gordura e recobrir com água. Cozinhar por 20 a 30 minutos e bater no liquidificador até obter um creme homogêneo e cremoso. Comer bem quente.

### *Salada dos reis dos mares*

(Salmão defumado, camarão-rosa, caranguejo, surimi, polvo, hadoque, ovas de peixe.) Preparar uma alface bem bonita cortada em pedaços e acrescentar sucessivamente tiras de salmão defumado, um punhado de camarões-rosa limpos e em pedaços, um pouco de caranguejo, dois bastonetes de surimi, pedaços de polvo e de hadoque defumado. Temperar com sal, pimenta e um vinagrete magro. Decorar com ovas.

### *Salada mista*

Preparar uma bonita alface cortada em pedaços e misturada com dois tomates grandes, também cortados em pedaços. Acrescentar um ovo duro cortado em quatro, um pedaço de peito de frango desfiado e uma fatia de presunto magro cortado picadinho. Temperar com um vinagrete de dieta.

## Receitas de legumes e carnes

### *Vitela com endívias*

Em uma panela de fundo grosso, colocar uma camada de cebolas misturadas com um envelope de caldo de galinha dissolvido em um pouco de água e deixar dourar em fogo brando. Sobre essa camada, colocar um escalope, uma costela ou qualquer outro corte magro de vitela e deixar dourar. Acrescentar as endívias que foram escaldadas. Temperar com sal e pimenta e cozinhar em fogo brando por uma hora. Servir quente e deixar as sobras na geladeira para ser preparadas com mostarda ou requentadas.

### *Frango com cogumelos*

Proceder como mencionado acima, substituindo a vitela por pedaços de frango e fígado de galinha. Depois do cozimento, esmagar o fígado com um garfo no que sobrou do caldo do cozimento.

### Escalope de vitela com cogumelos

Numa frigideira antiaderente, colocar uma camada de cebolas misturadas com um envelope de concentrado de galinha dissolvido em um pouco de água e deixar dourar em fogo brando. Sobre essa camada, dispor um pedaço magro de vitela e deixar dourar. Deixar dourar tudo durante uns 15 minutos com a frigideira tampada. Depois que os cogumelos soltarem toda a água, reduzir o excesso de molho deixando ferver em fogo alto e destampado por alguns minutos.

### Coelho com cebolas e tomates

Colocar no fundo de uma caçarola uma camada de cebolas misturadas com um envelope de concentrado de galinha dissolvido em um pouco de água e deixar dourar em fogo brando. Pegar alguns pedaços de coelho e colocá-los sobre esse molho. Acrescentar os tomates cortados em quatro, um pedaço de um dente de alho, sal, pimenta e deixar cozinhar nessa mistura de molho de cebola com tomates. Na hora de servir, acrescentar salsinha picada.

### Repolho recheado

Na água fervente, escaldar por alguns minutos um repolho grande; retirar da água e escorrer. Retirar as folhas externas e cavar no repolho uma cavidade onde será colocado o recheio.

Preparar o recheio com 300g de carne de boi moída, cebolas, salsinha, sal e pimenta. Refogar numa frigideira antiaderente, acrescentando três ou quatro colheres de molho de tomate. Colocar esse recheio dentro do repolho e tampá-lo, utilizando as folhas grandes externas. Amarrar com um barbante. Colocar o repolho amarrado em uma caçarola e cozinhar, virando-o de todos os lados. Terminar deixando-o cozinhar em fogo brando e com a panela tampada.

### Frango marengo

Numa frigideira antiaderente, colocar uma camada de cebolas misturadas com um envelope de concentrado de galinha dissolvido em um pouco de água e deixar dourar em fogo brando. Acrescentar alguns tomates cortados em pedaços, tomilho, pimenta e sal.

Colocar os pedaços de frango sobre essa camada aromatizada, acrescentar meio copo de água, tampar e deixar cozinhar. Meia hora antes de terminar o cozimento, acrescentar os cogumelos bem lavados e cortados. Reduzir o excesso de molho, deixando ferver em fogo alto e sem a tampa.

## *Endívias com presunto*

Lavar e cozinhar as endívias no vapor. Depois de cozidas, enrolar cada endívia em uma fatia de presunto magro.

Preparar um molho bechamel de dieta (ver *molho bechamel*) com leite desnatado, amido de milho, um envelope de concentrado de carne, etc.

Colocar as endívias uma ao lado da outra num refratário. Recobrir com o molho. Levar ao forno para dourar e gratinar.

# Uma semana de cardápio para a fase de ataque com as proteínas puras

*Para toda a semana*

Café-da-manhã

Café ou chá com aspartame

\+ A escolher: 1 ou 2 iogurtes magros ou 200g de queijo branco

\+ A escolher: 1 fatia de peru, de frango ou de presunto magro, ou 1 ovo quente, ou 1 pudim ou 1 panqueca de farelo de aveia

Às 10-11h, em caso de necessidade

1 Iogurte ou 100g de queijo branco

Às 16h, se necessário

1 Iogurte ou 1 fatia de peru, ou ambos

---

*Segunda-feira*

Almoço

Ovos duros com maionese

Bife com molho de raiz-forte

2 Iogurtes ou 200g de queijo branco

Jantar

Punhado de camarões-rosa com maionese

Suflê de frango

1 Pudim ou iogurte

---

*Terça-feira*

Almoço

Salada de carne de boi com vinagrete

Salmão cru à japonesa

Dois iogurtes ou 200g de queijo branco

## Jantar

Casquinha de siri

Vitela ensopada

1 Panqueca ou 1 iogurte

---

### *Quarta-feira*

## Almoço

1 Prato de surumi

Coxa de frango

1 Pudim ou 1 panqueca de farelo de aveia

## Jantar

Fígado de frango refogado

Coelho ao molho de mostarda

Ovos nevados ou 200g de queijo branco

---

### *Quinta-feira*

## Almoço

1 Fatia de salmão defumado

Costeleta de vitela

Creme de café ou 200g de queijo branco

## Jantar

Salmão marinado

Caçarola de mariscos

1 Pudim ou iogurte

---

### *Sexta-feira*

## Almoço

4 Fatias finas de presunto de Parma

½ Frango assado

2 Iogurtes ou 200g de queijo branco

### Jantar

Gelatina de ovos com presunto
Maionese com filé de peixe
Ovos nevados ou 2 iogurtes

---

## *Sábado*

### Almoço

Ovos recheados com camarão
1 Filé de peixe
1 Pudim ou panqueca de farelo de aveia

### Jantar

Salmão marinado
Língua de boi com molho picante
Creme de café ou 200g de queijo branco

---

## *Domingo*

### Almoço

Casquinha de siri
Fricassê de vitela
Ovos nevados

### Jantar

Vinagrete de salada de carne de boi
Salmão grelhado
Creme de café ou pudim

---

## Uma semana de cardápios para a dieta de alternância de proteínas puras com proteínas e verduras

### *Segunda-feira*

#### Almoço

Legumes refogados
Fígado de vitela ensopado
2 Iogurtes ou 200g de queijo branco

#### Jantar

Sopa de abóbora
Badejo
Bolo de queijo branco

---

### *Terça-feira*

#### Almoço

Salada de endívias, camarões e surimi
Fígado de vitela com espinafre
2 Iogurtes ou 200g de queijo branco

#### Jantar

1 Fatia de salmão defumado
Tomates recheados
1 Pudim ou 1 iogurte

---

### *Quarta-feira*

#### Almoço

Gelatina de ovos com presunto
Salada de fígado de frango
1 Pudim ou 1 panqueca de farelo de aveia

## Jantar

Tomates com manjericão

Dourado grelhado

Ovos nevados ou 200g de queijo branco

---

*Quinta-feira*

## Almoço

Salada mista com atum ao natural

Ovos mexidos com camarões

Creme de café ou 200g de queijo branco

## Jantar

Sopa de abobrinha com cenoura

Frango com estragão e cogumelos refogados

1 Iogurte ou pudim

---

*Sexta-feira*

## Almoço

4 Fatias finas de presunto-de-parma

Endívias ao presunto e molho bechamel

2 Iogurtes ou 200g de queijo branco

## Jantar

Salada de espinafre com cogumelos

Salmão unilateral com espinafre

Ovos nevados ou 2 iogurtes

---

*Sábado*

## Almoço

Fatia de terrina de frango

Salada dos reis dos mares

1 Pudim ou 1 panqueca de farelo de aveia

### Jantar

Casquinha de siri
Badejo com erva-doce no vapor
Creme de café ou 200g de queijo branco

---

## *Domingo*

### Almoço

Salada de carne de boi com vinagrete
Repolho recheado
Ovos nevados

### Jantar

Tomates com manjericão
Patê de badejo
Creme de café ou 1 pudim

---

Para toda a semana, cafés-da-manhã e lanches entre 10 e 11h ou 16h idênticos aos da semana anterior.

# A grande obesidade: medidas excepcionais de reforço

O Plano Protal é endereçado a todos cuja vida é perturbada por um excesso de peso rebelde, uma população díspar que agrupa casos bem diferentes, mas que podem ser esquematicamente classificados em três grandes categorias de sobrepeso de importância desigual.

## Do sobrepeso simples à grande obesidade

### *As obesidades acidentais*

Trata-se de pessoas sem predisposição para a obesidade e cujo peso sempre foi normal e estável, mas que, por um motivo preciso e perfeitamente identificável, ganharam peso. A maioria dos casos de sobrepeso acidental decorre de brusca redução da atividade física.

É o caso da mulher que acaba de sair de uma gravidez, em geral a primeira, durante a qual, juntamente com a euforia do momento, ocorreu uma diminuição da atividade física, acarretando aumento de peso fora do comum. É também o que acontece no caso de uma gestação difícil, quando há a necessidade de repouso prolongado ou, pior ainda, da gravidez por inseminação artificial.

Mas é também o caso dos acidentados que estão imobilizados e comem em decorrência da monotonia.

Também pode ocorrer com quem sofre de reumatismos ou com asmáticos que seguem tratamentos com corticóides, cujo efeito sobre o peso é bem conhecido.

## *A obesidade por predisposição*

Trata-se de homens e mulheres com propensão ao aumento de peso. Que seja "desde o nascimento" ou em decorrência de uma má alimentação nos primeiros anos de vida, o resultado é o mesmo: esses homens e mulheres têm talento para engordar e sempre tirarão o máximo proveito de sua alimentação. Mas essa tendência varia muito de pessoa para pessoa.

Na maioria dos casos, ou seja, em 90%, a predisposição é moderada e o aproveitamento alimentar, embora exagerado, é controlável.

Nesta categoria, algumas pessoas, com bastante força de vontade e motivação, conseguem, graças a uma vida ativa e boa escolha alimentar, frear ou mesmo controlar seu aumento de peso. A estas, o Plano Protal trará uma verdadeira segurança, livrando-as para sempre de seu temor legítimo. Mas também e principalmente, Protal as auxiliará a atravessar os inevitáveis períodos críticos da vida onde não basta ter força de vontade.

Outros, afligidos por uma predisposição de intensidade comparável, mas sendo sedentários ou incapazes de qualquer controle alimentar, não resistem à lenta, embora regular, progressão do seu peso.

Para estes, a melhor indicação é o Plano Protal. O aproveitamento alimentar é alto, mas a combinação da quinta-feira protéica e do consumo regular de farelo de aveia neutraliza perfeitamente essa falha, e a falta de vontade ou a ausência de organização nutricional é compensada graças a esse dia quase heróico. Assim, é possível obter uma espécie de redenção semanal.

### *A grande obesidade*

Trata-se de uma predisposição importante de tipo familiar que acarreta enorme aumento de peso que deforma o corpo. Essa obesidade é freqüente nos Estados Unidos, mas relativamente rara na Europa e ainda mais rara na França.

Nesses obesos, o aproveitamento alimentar alcança picos que deixam estupefatos seus familiares e conhecidos, inclusive os médicos.

Todos os nutricionistas conhecem alguns desses casos extremos; pessoas que parecem se alimentar do ar e também desafiar as leis mais elementares da física.

Conheci pacientes que se pesavam de noite, antes de deitar, e que, ao acordar e antes mesmo de urinar, conseguiam aumentar seu peso em algumas centenas de gramas. Casos assim existem e deixam os médicos que os tratam confusos, mas felizmente são raros.

Na maioria das vezes, a obesidade é causada por predisposição. E é nessa categoria de obesos constitucionais que encontramos aqueles que já experimentaram a maioria das dietas, que quase sempre emagreceram, mas engordaram tudo de novo.

Para eles, a fase final do Plano Protal é uma boa base para a estabilização, mas nos casos difíceis, talvez seja insuficiente.

Por esse motivo, neste capítulo que trata casos difíceis, proporei uma série de medidas complementares destinadas a reforçar a estabilização. Fiel à minha posição inicial, essas medidas não tratam de restrição alimentar. O que anunciei no início do livro continua valendo, mesmo para os que têm maior facilidade de extrair o máximo de calorias da comida, a alimentação de estabilização depois de uma dieta bem-sucedida deve ser normal seis dias por semana.

As três medidas que proporei são destinadas aos que têm tendência a obesidade extrema, ou seja, que apresentam obesidade maciça, rebelde e deformadora. Mas também podem interessar e ajudar os demais.

## Primeira medida excepcional: utilização do frio para o controle do peso

Essa técnica deriva dos trabalhos do dr. Tomas sobre os efeitos da termogênese ou a utilização da combustão das calorias para assegurar o aquecimento corporal.

*Princípios teóricos*

Até agora, descrevi a pessoa predisposta à obesidade como um ser que retira proveito desmesurado do mínimo alimento. O plano de estabilização do Protal baseava-se em duas medidas simples que tratavam o mal pela raiz, quer dizer, no momento e no local da extração das calorias: no intestino delgado.

Agora, vamos tratar do sobrepeso pela vertente energética e estudar não mais como frear a entrada das calorias, mas encontrar meios de aumentar o gasto calórico, isto é, a saída das calorias.

Imaginemos um homem de 70kg e aproximadamente 1,70m, com uma profissão em parte ativa. Esse homem em condições normais consome e gasta diariamente cerca de 2.400 calorias. Tentemos saber mais, isto é, como e onde ele consome essas calorias.

- 300 calorias são necessárias e obrigatórias para o funcionamento diário dos órgãos e das funções vitais de seu corpo (trabalho do coração, cérebro, fígado, rins, etc.). Essas despesas são muito fracas e mostram a adaptação de nossos corpos para sobreviver. Não é nesse setor que obrigaremos o organismo a gastar mais.
- 700 calorias asseguram a nossa atividade motriz e o exercício físico. Trata-se aqui de gastos que podem facilmente ser aumentados e veremos que é possível, graças ao exercício físico, ativar essa combustão calórica. Mas, na prática, veremos que é difícil fazer um obeso exercitar-se e utópico querer que tenha um perfil de esportista.
- 1.400 calorias, quer dizer bem mais da metade dos gastos calóricos, servem para manter a temperatura corporal em torno de 37°C, o necessário para a sobrevivência. É nesse setor que temos a possibilidade e a intenção de aumentar os gastos.

Para isso, basta aceitar a idéia de que o frio pode tornar-se o amigo e o aliado do obeso.

Desde os últimos combates da guerra do fogo, o homem definitivamente venceu o frio usando para isso uma infinidade de proteções externas (calor, vestimentas), e parece que hoje em dia chega a abusar. Essa total inabilidade corporal ao frio obriga-o, quando necessário, a uma gestão extremamente cara para manter sua temperatura interna. Nos grandes obesos, deve-se explorar a má adaptação ao frio e o gasto energético para manter a temperatura corporal e assim alcançar a estabilização. Está provado que o ocidental se protege demais do frio, e o obeso, envolto em sua gordura isolante, protege-se ainda mais.

O objetivo da técnica que proponho ao obeso é diminuir sua capacidade de estocar calorias. Para isso, deve aumentar seu gasto energético. Trata-se de uma série de medidas simples, fáceis e distantes da esfera alimentar, mas terrivelmente eficazes, destinadas a utilizar o frio para obter a estabilização.

## *Comer frio sempre que possível*

Quando você ingere um alimento muito quente, absorve suas calorias, mas sem saber, absorve também o calor que o alimento contém, e esse calor é um suplemento calórico que ajuda a manter a temperatura corporal em torno dos 37ºC indispensáveis. **Então, um bife quente é mais calórico que um bife frio.** Pois, assim que é absorvido e por um curto espaço de tempo, o corpo deixará de queimar suas próprias calorias e utilizará o calor físico contido nesse alimento.

Por outro lado, ao ingerir um alimento frio, seu organismo não pode utilizá-lo e deixá-lo entrar no sangue sem que tenha alcançado a temperatura interior do corpo. Essa operação é custosa em termos calóricos, além de ter a vantagem de diminuir a velocidade da digestão e a metabolização do alimento e, portanto, o aparecimento rápido da fome.

Claro que não é aconselhável comer tudo sistematicamente frio, mas sempre que for possível optar entre um prato frio e um quente, prefira o frio.

## *Beber gelado*

Comer frio ou gelado nem sempre é fácil e agradável. Mas beber gelado depende de um simples hábito, que muitas pessoas já têm.

Para o obeso, essa operação simples e muitas vezes agradável pode tornar-se rentável. De fato, quando a pessoa bebe dois litros de água que saem da geladeira a 4ºC, cedo ou tarde ela eliminará essa água sob forma de urina a 37ºC. Para elevar a temperatura desses dois litros em 33ºC, o organismo deverá queimar 60 calorias. Essa operação, tornando-se habitual, e repetida ao longo do ano, permitirá à pessoa queimar sem esforço cerca de 22 mil calorias isto é, um pouco mais de 2,5kg por ano, o que representa uma vantagem para todos os obesos cuja estabilização do peso é constantemente ameaçada.

Ao contrário, uma xícara de chá fervente ingerida com todo o cuidado com um adoçante artificial não traz nenhuma caloria alimentar, mas fornece uma dose de calor que se transforma em calorias sorrateiras e sem que as pessoas desconfiem.

## *Chupar gelo*

O gasto calórico é ainda maior quando se chupa pedaços de gelo que foram conservados em temperaturas negativas (-10ºC). Para isso, peço aos meus pacientes que prepararem cubos de gelo edulcorados com aspartame e aromatizados com baunilha e menta. Se a estação do ano permite, peço que chupem cinco ou seis por dia, o que dá, sem esforço, um gasto aproximado de 60 calorias por dia.

## *Emagrecer no banho*

Faça uma experiência simples: entre no chuveiro com um termômetro na mão. Deixe a água cair até que consiga que a temperatura baixe a 25°C. A temperatura dessa água será semelhante à de um agradável banho de água do mar no verão.

Ficar sob essa água dois minutos obriga o organismo a gastar cerca de 100 calorias para se opor ao esfriamento do corpo, o equivalente calórico a três quilômetros de caminhada.

Essas duchas refrescantes têm efeito ainda melhor quando aplicadas nas regiões do corpo mais irrigadas pelo sangue: as axilas, o pescoço e o peito, onde o sangue circula por grossas artérias quentes e superficiais que permitem maior perda de calor.

Evite molhar os cabelos, dá muito trabalho, e também as costas, pois além de inútil é desagradável.

Os mais friorentos conservarão a vantagem desse gasto calórico aplicando a ducha em partes menos sensíveis do corpo, como coxas, pernas e pés.

## *Evitar os ambientes muito aquecidos*

O obeso não deve esquecer que uma temperatura de 25°C em um apartamento no inverno reforça sua predisposição para engordar.

Para ele, como para qualquer um que queira emagrecer, baixar essa temperatura em 3°C obriga o corpo a queimar 100 calorias por dia, o equivalente a 20 minutos de corrida.

### *Usar menos agasalhos*

Essa medida acompanha a precedente, mas é possível combinar ambas.

Com a chegada do inverno, e às vezes no outono, mais por hábito do que por necessidade, as pessoas utilizam muitos agasalhos e camisetas. À noite, muitas pessoas dormem sob várias cobertas, menos por necessidade real de calor, mas pelo prazer da sensação de aconchego.

Abra mão de uma dessas proteções, as roupas íntimas sintéticas, o agasalho ou o cobertor. Com essa medida, você queimará 100 calorias por dia.

Além disso, não é recomendável que a pessoa com predisposição à obesidade use roupas justas. Um corpo vestido sempre transpira um pouco, e esta evaporação que refresca e baixa a temperatura do corpo deve ser facilitada pelo uso de roupas bem largas.

## Conclusão

Na hora de fazer o balanço energético, basta somar esses gastos para compreender a importância de utilizar o frio a fim de facilitar as estabilizações difíceis:

| Atividade | Demanda do organismo para prevenir seu resfriamento |
|---|---|
| Beber dois litros de água à temperatura de 10ºC | 60 calorias |
| Chupar seis cubos de gelo | 60 calorias |
| Uma ducha de dois minutos com água a 25ºc | 100 calorias |
| Baixar a temperatura ambiental em 3ºC | 100 calorias |
| Abrir mão do agasalho ou da coberta | 100 calorias |
| Total | 420 calorias |

A leitura dessa tabela prova clara e simplesmente a eficácia de tais medidas.

O leitor que duvidar dessa realidade deve compreender que, nesse caso, me refiro a uma realidade fisiológica e lógica. Não há por que duvidar que manter um organismo a uma temperatura constante de 37ºC tenha um custo calórico e que esse custo varia conforme a temperatura ambiente e o contato com o frio. Qualquer um sabe, por experiência, qual o custo do aquecimento de uma moradia quando portas e janelas são mal calafetadas. Ora, nosso corpo funciona seguindo o mesmo princípio que nos autoriza a utilizar esse desperdício energético para modificar a natureza excessivamente econômica do obeso.

Conclusão, se o esfriamento não é uma arma suficientemente eficaz para assegurar o emagrecimento do obeso, pode ser bem útil para uma estabilização difícil, quando bastam apenas poucas coisas para inverter uma tendência. Essa modesta embora regular perda de calorias sob o frio pode representar a diferença que permite o sucesso.

Finalmente, há um argumento que é de longe o melhor de todos: experimentar de fato essa técnica. Os que são suficientemente lúcidos para avaliar a importância e a resistência da obesidade que têm e aplicam de fato o plano de estabilização definitiva do Protal, verificando que, apesar de tudo, o ponteiro da balança não se fixa no peso desejado, devem sem hesitar experimentar durante algumas semanas os efeitos do frio. Após essa curta experiência, não precisarão de ninguém para convencê-los.

Para aqueles cuja predisposição não é tão grande, essa técnica não é indispensável. Podem, entretanto, recorrer a ela de maneira esporádica, em períodos ameaçadores (festas, férias, etc.) Ou selecionar um ou dois elementos do programa que preferem.

Gostaríamos de mencionar também que enfrentar o frio pode ser um exercício muito útil para todos os que se sentem fracos em alguns setores de sua vida psíquica e desejam fortalecer sua vontade em outros campos onde estão mais bem armados. Enfrentar o frio pode ajudar a vencer certa fraqueza no campo da alimentação.

Para concluir este assunto, direi que o calor e o conforto são emolientes, enquanto o frio dinamiza, incita ao esforço muscular e intelectual e reforça o funcionamento da tireóide. Conheci muitas pessoas tristes que começaram a cantar sob o efeito de duchas um pouco mais frias.

# Segunda medida excepcional: prática de atividade física espontânea

A maioria dos estudiosos da obesidade prega que para perder peso é preciso comer em pequenas quantidades e, ao mesmo tempo, aumentar o gasto calórico, exercitando-se. Essas recomendações parecem lógicas e racionais, mas não se confirmam na prática. Segundo a associação americana dos profissionais especializados em obesidade, 12% dos candidatos ao emagrecimento que seguem uma dieta perdem de fato peso, e apenas 2% alcançam a estabilização do peso desejado. E sabemos do imenso interesse que o esporte e a atividade física suscitam nos Estados Unidos.

## *Jamais praticar esporte durante as fases de intenso emagrecimento*

Durante a fase da dieta de ataque e enquanto um emagrecimento acelerado prossegue, desaconselho qualquer tipo de esporte ou de atividade intensa a meus pacientes portadores de séria obesidade.

E isso por três motivos.

- O primeiro é que a força de vontade necessária a uma dieta de emagrecimento eficaz já representa grande desafio em si. Ao impor um esforço suplementar, corre-se o risco de fazer todo o edifício desabar.
- O segundo motivo deriva do fato que um obeso que emagrece muito fica facilmente cansado e necessita de repouso e de um bom sono reparador. Todo o esforço físico feito acarreta cansaço maior e pode abalar sua determinação.
- O terceiro é que o obeso tem, em princípio, uma constituição muita pesada, e impor-lhe exercício físico em quantidade suficiente para que concorra ao emagrecimento é simplesmente perigoso.

Além disso, pedir-lhe que pratique uma atividade esportiva é subestimar o temor que tem de exibir seu corpo em público.

## *Três atividades mínimas de reforço*

Se o esporte está excluído na fase de emagrecimento, passa a ser de máxima importância na fase de estabilização, tanto para conter a retomada de peso como para tonificar os músculos flácidos e firmar a pele excedente. A experiência prova, entretanto, que é muito difícil para o obeso praticar uma atividade física regular, devido à sua aversão ao movimento e ao esforço exigido — e ambos são em parte responsáveis pelo sobrepeso.

Entretanto, para o grande obeso que emagreceu e cuja estabilização definitiva é dificilmente obtida, o Protal associa a seu plano três regras elementares que devem ser seguidas por todos, inclusive pelos mais refratários a qualquer esforço físico.

- ***Eliminar o elevador.*** Essa regra é tão simples quanto imperativa. Quem quer estabilizar seu peso deve definitivamente abandonar para sempre o uso dos elevadores. Subir ou descer escadas é uma atividade que solicita a contração de grandes músculos corporais e consome em pouco tempo muitas calorias. Além disso, permite ao coração do sedentário mudar regularmente de ritmo, excelente exercício para prevenir enfartes.

  Essa regra vai muito além do simples intuito de criar um fundo de combustão calórica durável. Tem um sentido mais profundo, que é o de testar várias vezes ao dia a determinação da pessoa em aderir ao plano de estabilização.

  Ao pé da escada, a uma distância igual da porta do elevador e dos primeiros degraus, todo candidato à estabilização encontra-se simbolicamente diante de uma escolha que lhe permite medir sua determinação.

  Segurar o corrimão e subir com entusiasmo é uma escolha simples, útil e lógica, uma espécie de piscadela cúmplice que o meu leitor dará, indicando que acredita no meu plano e que este lhe convém e serve.

  Escolher o elevador, com o pretexto de um atraso ou de uma sacola um pouco pesada, é desde o início o sinal de um relaxamento que só irá aumentar com o tempo. Um plano de estabilização no qual a pessoa não aceita injetar uma contribuição, mesmo que modesta, está fadado ao fracasso. Opte pela escada!

- ***De pé, sempre que possível.*** Em qualquer ocasião em que a posição deitada ou sentada não é indispensável, prefira ficar de pé. Para funcionar de fato, a posição de pé deve ser mantida repartindo o peso do corpo igualmente nos dois pés. Deve-se evitar colocar mais peso de um lado e sobre uma perna, porque nesse caso o trabalho de sustentação não será muscular, mas dos ligamentos que, tensionados, não consomem nenhuma caloria.

  Não despreze essa regra aparentemente insignificante. A posição de pé exige a contração estática dos maiores músculos corporais: os glúteos, os quadríceps e os ísquios femurais.

  Ficar de pé, com o peso repartido igualmente nos dois pés, os quadris na posição horizontal, é uma atividade que, ao se tornar rotineira, consumirá uma energia nada desprezível.

- ***A caminhada com propósito.*** A caminhada pela caminhada, exercício de prevenção é, em si, uma boa atividade que consome calorias suficientes para ser incluída nesse plano de estabilização. Mas a experiência comprova que ela consome ainda mais tempo, e as pessoas apressadas e ativas a rejeitam.

  O mesmo não acontece com a caminhada com propósito, que, por definição, não é uma atividade gratuita. Voltar para casa a pé, fazer compras, ir andando visitar amigos que moram na vizinhança dão um sentido a uma das atividades mais naturais do homem, que assim é mais facilmente aceita.

*O obeso vitorioso na etapa de estabilização deve reaprender a utilizar seu corpo que antes considerava, com razão, uma carga difícil de carregar e um entrave à sua liberdade. Deixar a obesidade para trás não é uma escolha mágica, é uma reeducação que ocorre na mente e que deve ser desejada, é um trabalho pessoal que provoca satisfações que justificam concessões. Um dia por semana de proteínas puras, três colheres de sopa de farelo de aveia, flertar com o frio e ficar de pé, andar quando necessário e esquecer os elevadores representam para o grande obeso em fase de estabilização pequenas concessões em relação ao benefício de uma liberdade, uma dignidade e uma normalidade reconquistadas.*

Para concluir, se tivéssemos de seguir apenas uma regra deste parágrafo que trata dos gastos energéticos, deveria ser aquela que bane para todo o sempre o uso dos elevadores. Uma única regra bem definida, útil e pouco coercitiva, com a qual não se perde muito tempo, mas se gastam muitas calorias, a única que deve ser aceita acompanhada da expressão "para sempre".

## Reforço psicológico da estabilização: três mudanças do comportamento alimentar

### *Comer devagar e mastigar os alimentos inteiramente*

Hoje, há razões científicas para afirmar que comer muito rápido engorda. Um estudo inglês filmou dois grupos de mulheres, sem que elas soubessem, um formado por obesas e o outro por mulheres de peso normal. Esse estudo mostrou que as de peso normal mastigavam duas vezes mais do que as obesas, chegavam mais rapidamente à saciedade e sentiam menos necessidade de féculas e açúcares nas horas que se seguiam à refeição.

Há dois tipos de saciedade: a mecânica, que ocorre quando o estômago fica cheio, e a verdadeira, que ocorre quando os alimentos, depois da digestão, chegam ao sangue e ao cérebro. Os que comem muito depressa só podem contar com a distensão do estômago para acalmar sua avidez. O que pode representar enormes quantidades e explica a freqüência de sonolência ao final da refeição e o inchaço do ventre: prova de que ultrapassou as medidas.

Ao contrário, quando a pessoa come devagar e mastiga, as calorias e nutrientes têm tempo de chegar no cérebro e lá desencadear a sensação de saciedade. No meio da refeição, ela já começa a sentir dificuldade e geralmente recusa a sobremesa.

Sei que não é possível inverter totalmente esse tipo de hábito, e sei também como é exasperador almoçar com esse tipo de tartaruga das mesas quando se possui um apetite de coelho.

Entretanto, o grande obeso com dificuldade em estabilizar seu peso não deve sorrir à leitura desta regra. Deve aceitar a idéia de que uma medida simples como esta pode ajudá-lo. O esforço voluntário para impor essa velocidade de ingestão é bem mais fácil do que parece. O esforço de atenção voluntária só dura alguns dias, pois logo se torna automatizado e, ao longo do tempo, um hábito.

Conto-lhes como anedota o caso de um dos meus pacientes, um ex-obeso indiano, curado e estabilizado por um guru de um *ashram* da província de Nova Délhi que lhe deu como único tratamento a seguinte recomendação: "em todas as refeições, coma e mastigue como de hábito, mas no momento de engolir, com um movimento da língua, traga de novo a comida na frente da boca e mastigue-a mais uma vez. Em dois anos, terá voltado ao peso normal".

## *Beba muito ao comer*

Uma proibição de origem desconhecida, mas ancorada no inconsciente coletivo, recomenda a qualquer pessoa que queira emagrecer que não beba enquanto come.

Esse clichê não é apenas absurdo e injustificável, mas contrário à verdade. Beber comendo é benéfico para o obeso e por três motivos:

- A água é antes de tudo um líquido que preenche e distende o estômago, proporcionando uma sensação de saciedade e de satisfação.
- Beber comendo permite interromper por um instante a absorção dos alimentos sólidos. Esta pausa, associada ao enxágüe das papilas, retarda a progressão da refeição, deixando aos mensageiros químicos da saciedade tempo para chegar no sangue e no cérebro para acalmar a fome.
- Finalmente, a água, quando fresca ou fria, baixa a temperatura dos alimentos contidos no estômago e que deverão ser reaquecidos para penetrar no sangue. Calorias queimadas e tempo suplementar ganho.

Na prática, para tirar proveito destes motivos, é desejável beber frio o equivalente a um copo de cerveja antes da refeição, um outro durante e um último antes de sair da mesa.

## *Não repetir um prato*

Durante a dieta de consolidação, o período de transição entre o emagrecimento propriamente dito e a estabilização definitiva, o Plano Protal abriu seu leque a certo número de alimentos necessários e acrescentou duas refeições de gala acompanhadas de uma recomendação de bom senso: "nunca duas vezes o mesmo prato".

Os grandes obesos cuja estabilização é incerta devem adotar essa regra, seguida espontaneamente pelos de constituição magra.

Sirva-se à vontade, sabendo que não terá repetição, e você comerá com mais apetite e saberá administrar o seu tempo.

Quando estiver tentado a repetir o prato, saiba que está prestes a atravessar uma fronteira perigosa. Reponha o prato na mesa e pense em outra refeição.

## Conclusão

Nada mais simples do que beber comendo, mastigar mais os alimentos concentrando-se nas sensações obtidas e jamais repetir um prato. São medidas, simples, mas eficazes, porque ocorrem à mesa e no lugar dos maus hábitos alimentares que, em geral, desempenham um papel na obesidade inicial. Quando aceitas, controlam lentamente as pulsões desordenadas do grande obeso.

Associados às demais medidas de reforço excepcionais, como a aceitação do frio e do exercício utilitário, indicadas para o obeso até então refratário a qualquer estabilização duradoura, esses cuidados impõem regras pouco coercitivas e de grande eficácia na prática.

O grande obeso deve saber que jamais poderá esperar uma estabilização durável se não deixar para trás uma parte de si mesmo, essa parte que o retém, pelo comportamento e os hábitos, na instabilidade e no fracasso.

Essa rede de regras pelas quais ele pode se guiar funciona como balizas no caminho da estabilização. Confirma a toda hora a amplitude, a importância e a permanência de um grande desafio: viver agradavelmente, comendo definitivamente como todo mundo, seis dias por semana.

# Utilização do Plano Protal da infância à menopausa

O princípio condutor do Plano Protal é que hoje em dia tornou-se difícil obter e manter, sem uma metodologia específica, um peso normal.

No momento em que escrevo estas linhas, nos ateliês e laboratórios dos maiores grupos da indústria agroalimentar, gênios do *marketing* e professores de psicologia, especialistas em profundas motivações dos comportamentos humanos, trabalham na elaboração de novos produtos para se beliscar. Esses novos produtos têm tantas formas, cores, sabores e uma publicidade tão sofisticada que é praticamente impossível resistir a eles.

Paralelamente, em outros laboratórios, pesquisadores e técnicos esforçam-se para descobrir e promover produtos cuja inovação principal é a diminuição do movimento da máquina humana. É o que ocorre desde o aparecimento da máquina a vapor, do automóvel, da eletricidade, do telefone, da máquina de lavar, dos lenços e das fraldas descartáveis, do controle remoto e da escova de dentes elétrica — todos esses produtos são apresentados como inovações que nos mimam ou nos privam, conforme a perspectiva escolhida, de inúmeros gestos úteis que nos permitiriam queimar calorias.

Em resumo, todo ser humano que vive em uma sociedade dita de consumo, com exceção dos últimos trabalhadores manuais e dos esportistas profissionais, terá grande dificuldade em manter seu peso. Embora, tanto por motivos de saúde quanto por imposições de moda e culturais, tenha se tornado social e culturalmente incorreto engordar.

O Protal foi concebido para enfrentar esse desvio estrutural das sociedades modernas e apresentar um plano que pode se adaptar a todas as facetas dessa nova doença da civilização.

Até agora, o Plano Protal foi descrito de maneira geral, facilitando assim a compreensão de sua estrutura e integrando apenas parâmetros de tempo e de peso a perder.

Agora, veremos como esta ferramenta evolutiva pode se adaptar e ser utilizada em função de diferentes idades e etapas da vida.

## Protal e a infância

A combinação de enorme solicitação alimentar e da diminuição dos esforços ocorrem com grande intensidade na infância. Em apenas uma geração, surgiram a televisão e os jogos eletrônicos, que paralisam a criança diante dos vídeos. Ao mesmo tempo, diferentes guloseimas, doces, biscoitos e pastas saborosas surgem acompanhadas de uma publicidade irresistível.

A epidemia de obesidade americana, que começou nos anos 1960, teve início com a população infantil. Nos Estados Unidos, as crianças gordas do passado são os obesos de hoje. O país detém a maior proporção de obesos do mundo.

Pediatras franceses já notaram as premissas desta invasão cultural. Lanchonetes, pizzas, sorvetes, refrigerantes, barras de chocolate e flocos de cereais, juntamente com a "imobilização eletrônica", aumentam progressivamente a taxa de obesidade infantil francesa.

No que diz respeito ao sobrepeso da criança, é preciso distinguir o tratamento preventivo que trata aquelas que correm o risco e desde cedo apresentam uma tendência familiar para engordar e os procedimentos que buscam a cura da obesidade infantil já formada.

**Jamais esquecer que, no caso específico do sobrepeso infantil, é bem mais interessante e recompensador um tratamento preventivo, pois uma criança que ficou gorda conservará por toda a vida uma dificuldade em administrar seu peso.** Então, é melhor tentar prevenir por uma atitude firme essa inflação de peso que levará o adulto a uma luta frustrante e interminável.

## *A criança em perigo*

Geralmente, trata-se de uma criança gulosa e pouco ativa, cujos pais têm sobrepeso e que demonstra desde cedo muito apetite e tendência a engordar.

Nessa idade, não se recomenda impor uma dieta, muito menos uma tão eficaz e estruturada como a do Plano Protal. Mas é preciso que a mãe saiba como brecar essa tendência.

A proposta é simples e clara. Consiste em:

- Evitar comprar e ter em casa alimentos açucarados, com exceção daqueles edulcorados com aspartame;
- Eliminar as batatinhas e os biscoitos, bem como os oleaginosos como amendoins, pistaches, etc.
- Cortar pela metade ou até dois terços a gordura (óleo, creme, manteiga) no preparo de molhos.

Com essas três medidas elementares, mas eficazes, a longo prazo os maiores perigos estarão afastados. Essas medidas são inegociáveis, porque delas dependem a futura saúde, tanto física como psíquica, da criança.

Uma mãe responsável deverá evitar trazer para casa todo tipo de bombons, doces, bolos, chocolates, pastas para espalhar no pão ou sorvetes. Esses alimentos devem ser reservados para festas ou recompensas. Ainda mais que hoje em dia há toda uma gama de produtos com baixos teores de gordura ou sem açúcar, como geléias sem açúcar, chicletes dietéticos, laticínios aromatizados, chocolates com pouco açúcar, pudins com pouca gordura e açúcar, sorvetes de iogurte, etc.

Ela também terá de ser criativa para reduzir o teor de gordura dos vinagretes, do macarrão com manteiga, da gordura e dos diferentes molhos usados no preparo de carnes, peixes, aves, etc. (Ver receitas e molhos aconselhados).

## A criança obesa

Antes dos 10 anos, trata-se, diante de um aumento de peso, de adotar uma estratégia suave cujo objetivo é estabilizar o peso e permitir que o crescimento dilua esse ganho. Para isso, comece por um período de três meses, durante os quais serão aplicadas as três medidas mencionadas anteriormente, que têm como objetivo reequilibrar o teor de açúcar e gordura na alimentação da criança.

Se, apesar dessas medidas, o peso continuar a aumentar, passe para a fase do Protal III, ou seja, a da consolidação do peso com duas refeições de gala, mas sem a quinta-feira protéica, que é muito agressiva para essa idade.

Depois dos 10 anos, diante de uma obesidade já formada, é possível tentar diminuir lentamente esse sobrepeso. O trabalho terá início com o Protal III em sua totalidade — com exceção da quinta-feira protéica, ainda muito violenta para essa idade, e que será substituída por um dia de proteínas e verduras. O objetivo é perder peso, mas sem correr o risco de agredir ou frustrar a criança, sabendo que o crescimento é um importante trunfo que permitirá que ela reparta seu sobrepeso.

## Protal e a adolescência

Para os meninos, a adolescência é a época da vida menos ameaçada pelo sobrepeso, por ser um período de crescimento e grande atividade, durante a qual os gastos energéticos neutralizam o ganho de peso.

O mesmo não ocorre com as meninas, que atravessam um período de instabilidade hormonal, cujas conseqüências são menstruação irregular e ganho de peso nas partes mais femininas do corpo, como as coxas, os quadris ou os joelhos. Esse período agitado é muitas vezes acompanhado por hipersensibilidade emocional e forte adesão ao culto da magreza, que se espalha sem disfarces nessa faixa etária.

## A adolescente de risco

No caso de simples tendência a engordar em um contexto de menstruação irregular com forte síndrome pré-menstrual, seria conveniente consultar o médico para obter uma estimativa sobre a ossatura e o que esperar do crescimento.

Quando o crescimento ainda não acabou, o Protal III é o plano que cabe melhor à situação e basta para brecar essa tendência moderada, contanto que seja praticado integralmente, inclusive com a quinta-feira protéica.

Quando o crescimento terminou ou a tendência a engordar não é suficientemente controlada pelo regime anterior, passe ao Protal II, porém de forma mais leve, ou seja, sem as proteínas puras, limitado às proteínas + verduras.

Se o aumento de peso se agravar, passe ao Protal II integral, praticando alternadamente no ritmo 1/1, ou seja, um dia de proteínas puras seguido por um de proteínas e verduras, até obter um peso correto e não um peso ideal. Esse último, irreal ou muito demorado para ser atingido, arrisca tornar o organismo muito econômico e restringir excessivamente a alimentação da adolescente.

## *A adolescente obesa*

A partir dos 16 anos, em caso de obesidade, em um contexto de menstruação regular e ausência de distúrbios de comportamento como bulimia ou compulsão, é aconselhável utilizar o Plano Protal seguindo seu curso normal. Começar com o Protal I com duração de três a cinco dias para depois passar ao Protal II com uma alternância de 1/1 ou 5/5 para obter um emagrecimento encorajador e capaz de reforçar a motivação.

É ainda mais crucial consolidar o peso da adolescente com o Protal III, seguindo escrupulosamente a regra de 10 dias por quilo perdido e de passar finalmente ao Protal IV, observando a quinta-feira de proteínas puras e as colheres de farelo de aveia durante um período ainda mais longo, pois a perda de peso foi considerável e há predisposição familiar à obesidade.

## *Protal e a mulher que toma pílula anticoncepcional*

A geração de pílulas de baixa dosagem hormonal reduziu bastante o risco de engordar, comum com as doses mais fortes das primeiras pílulas.

Entretanto, e qualquer que seja a dosagem utilizada, os primeiros meses de utilização da pílula continuam favorecendo um aumento de peso que é difícil de reduzir, principalmente para as que jamais foram cuidadosas com a alimentação. Essa tendência ocorre sobretudo no início do tratamento e a seguir cessa progressivamente, em dois ou três meses, período curto no qual se deve tomar algumas precauções.

### *Para prevenir*

Em caso de tendência pessoal ou familiar, ou quando a mulher utiliza uma pílula de forte dosagem, uma medida simples e eficaz é apelar para o Protal IV com a quinta-feira de proteínas puras e as colheres de farelo de aveia.

Caso não obtenha sucesso, passe para o Protal III completo e com a quinta-feira de proteínas puras.

### *Em caso de ocorrência de aumento de peso*

Caso o aumento de peso tenha sido moderado, comece com o Protal II versão alternada 1/1 (um dia de proteínas/um dia de proteínas + verduras) até recuperar o peso inicial, sem esquecer de passar pelo Protal III, dez dias por quilo perdido, e pelo Protal IV durante pelo menos quatro meses, para não correr o risco de engordar tudo de novo.

Em caso de grande aumento de peso, adotar o Plano Protal integral da fase I à IV, conservando a quinta-feira de proteínas puras por um ano.

## Protal e a gravidez

O aumento de peso ideal durante a gravidez (peso final antes do parto) fica entre 8 e 12 quilos, dependendo do tamanho, da idade e do número de gravidezes. Esse aumento de peso pode ser bem superior nas mulheres com predisposição à obesidade.

Essas diferenças são facilmente controláveis, graças às múltiplas facetas do Plano Protal.

### *Durante a gravidez*

- ***Vigilância e prevenção simples.*** Em caso de risco de aumento de peso na mulher que já engordou muito nas outras vezes em que ficou grávida ou em mulheres com antecedentes pessoais ou familiares para o diabetes ou preocupadas com a silhueta, a melhor estratégia preventiva é de aplicar o quanto antes e durante toda a gravidez o Protal III, especialmente adaptado à gravidez, com as seguintes modificações:
  - Consumir duas porções de frutas por dia.
  - Utilizar leite e laticínios (iogurtes e queijos brancos) semidesnatados com 20% de gordura em vez de 0%.
  - Suprimir as quintas-feiras de proteínas puras.
- ***Sobrepeso preexistente.*** Ocorre quando a mulher que engravida já está com sobrepeso e não teve tempo de reduzi-lo.

Nesses casos preocupantes, em que o excesso de peso preexistente pode se agravar muito, a melhor resposta é adotar o Protal III reforçado pela retirada das féculas e das duas refeições de gala, mas mantendo a quinta-feira de proteínas puras.

Em caso de verdadeira obesidade, quando existe um risco de complicações maternas, fetais, durante a gravidez ou no parto, é possível utilizar, principalmente no início da gravidez, o Protal II e até o Protal I, mas sob orientação e responsabilidade do médico. Nestes casos bem precisos, é necessário avaliar os benefícios e malefícios, tanto para a mãe como para o feto, de um regime tão ativo.

## *Após o parto*

Encontramos aqui uma situação clássica, na qual há um peso mais ou menos considerável a ser reduzido para alcançar o peso de antes da gravidez.

Entretanto, toda mulher deve entender que nem sempre é fácil nem desejável voltar sistematicamente ao peso anterior à gravidez, o que equivaleria a se apegar de modo indefinido a seu peso de jovem.

Levando em consideração minha experiência nesse campo, habituei-me a aplicar uma regra pessoal de cálculo de evolução desejável do peso em função da idade e do número de vezes que a mulher engravidou. **Em relação ao peso de moça (20 anos), considero que, de 20 a 50 anos, o aumento de peso médio deve situar-se em torno de um quilo por dezena de anos e de dois quilos por criança,** ou seja, para uma mulher de 50 anos que estava com 50 quilos aos 20 anos, um peso de 54 quilos aos 25 anos, incluindo aí duas gravidezes, de 55 quilos aos 30 anos, de 56 quilos aos 40 e de 57 quilos aos 50.

***Em caso de amamentação.*** Qualquer que seja o ganho de peso, não é conveniente iniciar uma dieta durante esse período, o que poderia pôr em risco o crescimento do bebê.

A atitude aconselhada é semelhante à da dieta simples de vigilância durante uma gravidez comum, e assim o Protal III deve ser seguido com as seguintes modificações:

- O acréscimo de mais uma fruta.
- Utilizar leite ou laticínios semidesnatados (20% de gordura) em vez dos desnatados com 0% de gordura.

- Evitar as quintas-feiras de proteínas puras.

***Quando não amamenta.*** A redução do peso pode ter início assim que a mulher voltar para casa.

Se o aumento de peso foi normal, deixando a mulher com 5 ou 7 quilos a mais depois de sete dias a contar do parto, a volta ao peso normal será obtida com a ajuda do Protal II, versão alternância 1/1, ou seja, um dia de proteínas puras seguido por um de proteínas + verduras, dieta seguida sem interrupção até a volta do peso desejado, sem esquecer de passar pelo Protal III e seu período de consolidação de dez dias por quilo perdido e, por último, o Protal IV, com a quinta-feira de proteínas puras que deverá ser seguida durante quatro meses.

Em caso de aumento anormal de peso, e se após o parto a mulher estiver com 10 a 20 quilos a mais, faz-se necessário seguir integralmente o Plano Protal, iniciando com o Protal I e seus cinco dias de proteínas puras, passando pelo Protal II na versão alternância 5/5, isto é, cinco dias de proteínas puras seguidos de cinco dias de proteínas e verduras, a seguir o Protal III e seus 10 dias por quilo perdido e finalmente o Protal IV, com as quintas-feiras de proteínas puras + farelo de aveia diariamente — e que deverá ser mantido por um ano ou até mais para mulheres com predisposição à obesidade e já tendo passado por oscilações de peso.

## Protal, pré-menopausa e menopausa

### *Os perigos da menopausa*

A pré-menopausa e os seis primeiros meses da menopausa representam a encruzilhada hormonal com todos os perigos, a época da vida da mulher em que é mais freqüente o aumento de peso.

Sob o efeito combinado da idade, da redução de massa muscular e da freqüente diminuição dos hormônios da tireóide, os gastos calóricos do organismo diminuem progressivamente.

Ao mesmo tempo, o ovário deixa de produzir um de seus dois hormônios, a progesterona, criando um desequilíbrio responsável por ciclos irregulares com atrasos ou ausência de menstruação.

Geralmente, essa falta de progesterona é compensada com um tratamento de progesterona sintética.

Esses três fatores conjugados provocam um ganho de peso que não responde às habituais medidas de controle alimentar que as mulheres adotam para manter a forma. Estamos em plena pré-menopausa.

Quando o ovário cessa toda a sua atividade, interrompendo também a produção de estrógenos ou folículos, surgem as ondas de calor, que são a manifestação desta falta. Estamos em plena menopausa e esta é confirmada pelo aumento de peso, que se acentua mais ainda quando a mulher segue um tratamento hormonal. Essa tendência ao ganho ponderal se prolonga até que a mulher se adapte ao tratamento, quando então cessa.

O balanço dessa travessia agitada, que pode durar de dois a cinco anos, se reflete em aumento de peso, que pode oscilar de 3 a 5 quilos, dependendo do tratamento hormonal utilizado e da maneira como é instituído, mas esse ganho pode, nas mulheres com predisposição e descuidadas, chegar a 10 ou até 20 quilos.

## *Hormônios vegetais: uma alternativa revolucionária para mulheres que correm riscos*

Há pouco tempo, foi criado um novo tratamento para a menopausa que evita o aumento de peso — uma das conseqüências da reposição hormonal clássica. Trata-se de uma alternativa fornecida por substâncias totalmente vegetais e naturais, extraídas de inúmeras plantas, mas principalmente da soja. O inhame, que foi moda por um curto período nos Estados Unidos, foi abandonado até por seus defensores e hoje apenas desempenha o papel de creme para utilização cosmética localizada.

Essas substâncias são formadas por moléculas cujas estruturas são tão próximas daquelas dos hormônios femininos que podem substituí-los parcialmente. São as isoflavonas da soja e dos fitoestrógenos, também chamados de hormônios *like* devido a essa semelhança de forma e efeitos.

Essas moléculas vegetais, menos ativas que os hormônios femininos e sem toxicidade, mostraram-se eficazes no combate às ondas de calor. Há também estudos para verificar se são benéficas na prevenção da osteoporose, do risco cardiovascular e na prevenção dos inúmeros cânceres relacionados a alterações hormonais, principalmente o das mamas.

Além dos fatores de proteção, essas substâncias vegetais e naturais dão muita esperança às mulheres que entram na pré-menopausa e na menopausa temendo engordar. Parece que o uso regular da soja, contanto que seja em dosagem suficiente, permite evitar os ganhos de peso que ocorrem durante a menopausa. É preciso ter em mente que a maioria das dosagens atualmente encontradas nas farmácias sob forma de comprimidos é insuficiente. Só uma dose diária de 100mg de isoflavonas de soja (o que equivale a 200g de tofu) oferece uma verdadeira eficácia, uma vez que os estrógenos vegetais chegam a ser entre mil e 2 mil vezes mais fracos que os da mulher.

Dessa forma, muitas mulheres que sempre tiveram dificuldade em manter a forma corrigindo maus hábitos alimentares com períodos de dieta, sentem que esses meios em geral eficientes não produzem os resultados desejados e vêem seu peso aumentar progressivamente. Nessas mulheres, o tratamento de reposição hormonal clássico pode ser problemático e aumentar ainda mais o peso. É em situações perigosas assim que os hormônios vegetais podem ser úteis, permitindo que num segundo momento e com o peso estabilizado, elas possam usar os hormônios industrializados, se houver necessidade ginecológica.

A cada dia, descobrem-se novas virtudes na soja, esse alimento rico em proteínas vegetais e o único com um valor biológico comparável às proteínas que compõem o Plano Protal.

Pesquisadores que estudaram as características da soja concordam que, embora sua ação sobre alguns sintomas da menopausa, como ondas de calor e envelhecimento da pele, se manifeste rapidamente, seus efeitos preventivos em relação ao câncer de mama, à osteoporose e ao aumento de peso ocorrem a longo prazo. Prova disso é a imunidade da mulher asiática, que consome muita soja desde pequena.

Assim, aconselho as mulheres jovens a criar o hábito de consumir regularmente soja. Não os brotos de soja, mas o próprio grão ou, ainda melhor, leite de soja ou tofu.

## *Medidas preventivas*

- ***Menopausa simples.*** Quando não há antecedentes de aumento anormal de peso ou de dietas de emagrecimento, mas, por prudência, a mulher quer evitar o aumento de peso, aconselho-a tão logo ocorrerem as primeiras irregularidades ou atrasos da pré-menopausa a adotar o Protal IV, com a quinta-feira de proteínas puras e as colheres de farelo de aveia. Na maioria dos casos, isso basta para brecar o aumento de peso. Essa atitude defensiva deve ser mantida durante todo o período geralmente caótico da pré-menopausa até a perfeita adaptação à menopausa e sobretudo quando iniciar o tratamento de reposição hormonal, período em que ocorre a perda do controle de peso.

- ***Menopausa com riscos.*** É o caso de inúmeras mulheres que sempre tiveram dificuldade em manter o peso correto, agindo sozinhas ou com a ajuda de um médico para conter ou diminuir um aumento espontâneo de peso. Essas mulheres temem com razão a descompensação ligada às primeiras manifestações da menopausa.

Nesses casos, quando o Protal IV é insuficiente, convém adotar o Protal III, com suas regras de proteínas + verduras, sua fruta, a porção de pão integral e de queijo, suas duas porções de féculas semanais, bem como duas refeições de gala e a força motriz da quinta-feira de proteínas puras.

Em alguns momentos críticos da pré-menopausa, quando há atrasos ou ausência prolongada de menstruação, marcadas por períodos de retenção de líquido e inchaço difuso, isto é, barriga inchada, pernas pesadas, dedos inchados que dificultam tirar os anéis e dores de cabeça, ou durante os três meses fatídicos do início do tratamento de reposição hormonal, é indispensável passar ao Protal II, cuja seqüência de 1/1, isto é, um dia de proteínas puras seguido por um dia de proteínas + verduras, é geralmente suficiente como atitude defensiva.

## Aumento de peso já estabelecido

- ***Aumento de peso recente.*** Na ausência de precauções e diante de um recente aumento de peso ou de ocorrência de um sobrepeso pouco ameaçador, é recomendável começar por três dias de Protal I e a seguir adotar o Protal II na versão de alternância 1/1, ou seja, um dia de proteínas puras seguido por um dia de proteínas + verduras, e assim que voltar ao peso normal, passar ao Protal III e acabar pelo Protal IV, prolongando-o até a perfeita adaptação ao tratamento de reposição hormonal, isto é, por pelo menos seis meses.

- ***Aumento de peso antigo.*** Em um corpo predisposto, ou seja, na mulher que já está com sobrepeso ou é obesa, o aumento de peso pode ser explosivo e interditar por um tempo qualquer tentativa de tratamento de reposição hormonal, ou, se esse tratamento já foi iniciado e se essa explosão já ocorreu, é necessário recorrer ao Protal I completo e com todo o rigor, começando com cinco dias de proteínas puras, ou até sete, se os estragos forem muito grandes. Passar então ao Protal II na versão de alternância 5/5, isto é, cinco dias de proteínas puras seguidos de cinco dias de proteínas + verduras. Quando chegar ao peso desejável, iniciar o Protal III e segui-lo pelo tempo necessário, conforme a regra de 10 dias por quilo perdido, e a seguir o Protal IV, que deve ser mantido pelo resto da vida.

## Protal e deixar de fumar

### *O abandono do cigarro e o aumento de peso*

Muitos homens e mulheres hesitam em deixar de fumar por temer, com razão, um aumento de peso. Muitos também conseguem parar de fumar, mas depois de engordar durante essa tentativa, retomam o hábito, acreditando na reversibilidade do ganho ponderal, mas se enganam e, assim fazendo, perdem os benefícios de abandonar o vício e acumulam os malefícios.

É preciso entender que o ganho de peso ligado à interrupção do tabagismo é conseqüência de dois fatores interligados.

Há uma necessidade de compensação oral que leva o ex-fumante a procurar diferentes sensações, mas do mesmo tipo, sensações análogas, aromas, sabores que pediatras e psicanalistas chamam de sensações de oralidade, em referência à fase oral dos primeiros momentos da vida do bebê, que Freud e seus seguidores descreveram muito bem. Dessa necessidade de compensar pelo análogo, surge o desejo de beliscar fora das refeições e de colocar na boca todo tipo de alimento de sabor agradável e intenso, o que aumenta o número de calorias ingeridas.

A essa necessidade sensorial e ao aporte de calorias que ela gera, é acrescentado um novo acúmulo de calorias que a nicotina permitia consumir.

A junção desses dois fatores, um sensorial e outro metabólico, é responsável por um aumento de peso de aproximadamente 4 quilos e que pode atingir

10 ou até 15 quilos nas pessoas com predisposição a engordar ou em fumantes muito dependentes.

Convém ter em mente que o peso acumulado durante o processo de parar de fumar é um peso capturado que não desaparecerá espontaneamente se a pessoa voltar a fumar. Portanto, é indispensável proteger o trunfo que representa o fim da dependência de uma droga tão perigosa como o fumo.

É preciso também que fique claro que a ameaça de aumento de peso ligado a parar de fumar se estende por um período bastante curto, ou seja, limitado a seis meses, que o esforço para não engordar também tem tempo limitado. Passado esse período, o metabolismo perde sua força, ocorre uma atenuação dos comportamentos de compensação e fica mais fácil controlar o peso.

### *Prevenção do ganho ponderal para um fumante de peso normal*

É o caso do fumante que não apresenta nenhuma predisposição pessoal ou familiar ao aumento de peso, alguém de peso normal e que jamais seguiu uma dieta emagrecedora.

Para quem fuma menos de dez cigarros por dia ou não traga, a melhor solução é a fornecida pelo Protal IV, que é o plano de estabilização, com sua quinta-feira de proteínas puras e suas colheradas de sopa de farelo de aveia.

Para quem fuma mais de vinte cigarros por dia, o indicado é o Protal III completo, durante os quatros primeiros meses em que parou de fumar e, a seguir, o Protal IV de estabilização, nos quatro meses seguintes.

### *Prevenção para um fumante com predisposição ao sobrepeso*

Quando se teme o aumento de peso em uma pessoa que fuma muito e que tem outros fatores de risco (diabetes, insuficiência respiratória ou cardíaca), é aconselhável começar o processo de parar de fumar juntamente com o Protal II na versão alternância 1/1, isto é, um dia de proteínas puras seguido por um de proteínas + verduras durante o primeiro mês, quando o risco de aumento de peso é imenso, para passar ao Protal III de consolidação do peso perdido durante cinco meses, seguido do Protal IV durante, no mínimo, seis meses.

### *Parar de fumar para um obeso*

Aqui, o risco é máximo e o aumento de peso suplementar ameaça agravar uma obesidade já preocupante. A situação é difícil, porque a obesidade preexistente é prova de um terreno muito favorável que resistiu a grande consumo de tabaco, habitualmente fator de proteção contra o aumento de peso. É provável que ocorra uma explosão metabólica e aumento redobrado na procura de sensações orais e na necessidade de beliscar.

Entretanto, o benefício está à altura da dificuldade, porque deixar de fumar e diminuir a obesidade liberam o organismo de um risco duplo de doença cardiovascular e de câncer de pulmão.

Esse passo tão difícil necessita de forte motivação e de assistência psicológica conduzida por um médico. Este último é muitas vezes levado a prescrever sedativos ou até mesmo antidepressivos para amortecer o choque de dois importantes hábitos comportamentais.

É, portanto, aqui que o Plano Protal completo deve ser adotado na versão mais rígida, começando com um Protal I versão cinco dias ou sete dias de proteínas puras, seguido pelo Protal II versão de alternância 5/5 — cinco dias de proteínas puras seguidos de cinco de proteínas + verduras; a seguir, o Protal III para consolidar o peso obtido e que deve ser seguido por dez dias para cada quilo perdido, e, finalmente, o Protal IV, a ser seguido pelo resto da vida.

## *Tratamento de ganho de peso após já haver parado de fumar*

Neste caso, o mal está feito e não pode ser evitado durante o processo. Trata-se do sobrepeso residual de um fumante que largou completamente o tabaco e deve ser desencorajado de qualquer tentativa de voltar a fumar.

O caso é parecido com o de uma obesidade clássica e deve ser combatido com o Plano Protal integral na sua versão mais possante: cinco dias de Protal I, seguidos do Protal II na versão alternância 5/5, de um Protal III seguido rigidamente e de um Protal IV prolongado, quer dizer, para sempre, se o consumo de cigarros era superior a vinte por dia...

Este livro foi composto em Minion e Kozuka
Gothic Std e impresso pela Edigraf sobre papel
polén soft 70g para a Ediouro,
em fevereiro de 2008.